基层中医药
适宜技术手册

儿童分册

顾　问　江　帆
主　审　宋　莉　沈海屏
主　编　张世琨　李　敏

U0283596

人民卫生出版社
·北京·

图书在版编目（CIP）数据

基层中医药适宜技术手册.儿童分册/张世琨,李敏主编. —— 北京：人民卫生出版社，2022.8

ISBN 978-7-117-33397-9

Ⅰ.①基… Ⅱ.①张…②李… Ⅲ.①中医儿科学 – 诊疗 – 技术手册 Ⅳ.① R2–62

中国版本图书馆 CIP 数据核字（2022）第 133224 号

人卫智网	www.ipmph.com	医学教育、学术、考试、健康，购书智慧智能综合服务平台
人卫官网	www.pmph.com	人卫官方资讯发布平台

基层中医药适宜技术手册·儿童分册

Jiceng Zhongyiyao Shiyi Jishu Shouce · Ertong Fence

主　　编：张世琨　李　敏
出版发行：人民卫生出版社（中继线 010-59780011）
地　　址：北京市朝阳区潘家园南里 19 号
邮　　编：100021
E - mail：pmph @ pmph.com
购书热线：010-59787592　010-59787584　010-65264830
印　　刷：三河市潮河印业有限公司
经　　销：新华书店
开　　本：710 × 1000　1/16　印张：9
字　　数：134 千字
版　　次：2022 年 8 月第 1 版
印　　次：2022 年 9 月第 1 次印刷
标准书号：ISBN 978-7-117-33397-9
定　　价：48.00 元

打击盗版举报电话：010-59787491　E-mail：WQ @ pmph.com
质量问题联系电话：010-59787234　E-mail：zhiliang @ pmph.com
数字融合服务电话：4001118166　E-mail：zengzhi @ pmph.com

编写委员会

前言

　　祖国中医药,是中华民族的瑰宝,是上下五千年中华民族繁衍昌盛保健康的根。在新时代,中医药更要为妇女儿童健康保驾护航。

　　党中央国务院始终高度重视中医药工作,特别是党的十八大以来,以习近平同志为核心的党中央把中医药的传承与发展列为国家战略,连续做出重要部署。2022年3月,《"十四五"中医药发展规划》由国务院办公厅印发,是历史上第一次为中医药高质量发展规划了宏伟蓝图。今年4月,国家卫生健康委员会印发了《国家卫生健康委关于贯彻2021—2030年中国妇女儿童发展纲要的实施方案》,特别强调坚持防治结合、中西医并重等原则,推进妇幼中医药融合发展。充分发挥中医药在妇女儿童预防保健和疾病诊疗中的独特作用,推动妇幼保健机构全面开展中医药服务,努力为群众提供"一站式"中西医结合医疗保健服务。推动中医药治未病与妇幼保健服务深度融合,组织开展小儿推拿、产后康复等中医药适宜技术和中成药用药培训。这些任务要求,都为妇幼中医药高质量发展指明了方向。全社会都应当为祖国中医药事业发展、为妇幼中医药适宜技术的传承应用做贡献!

　　妇幼健康研究会始终高度重视妇幼中医药工作,遵照江帆会长指示要求,在国家中医药管理局、国家卫生健康委妇幼健康司大力支持下,在全国成立了第一个"妇幼中医药发展专业委员会",设立妇幼中医药科研项目,组织多次妇幼中医药适宜技术公益培训班,倾情推进妇幼中医药事业发展。近年来,为推进妇幼中医药适宜技术传承与应用开展了积极的工作。这本书,就是我们热爱祖国中医药事业、积极推进工作的结晶。

一是承担国家课题。从 2015 年开始,妇幼健康研究会先后承担了国家中医药管理局、国家卫生健康委妇幼健康司委托的研究课题,研究总结妇幼保健机构开展妇幼中医药服务的成功模式——东阳模式,积极推进妇幼中医药服务实际应用,也使我们有机会了解到基层妇幼保健机构开展中医药服务的现况,并集中筛选了基层实用的妇幼中医药适宜技术。

二是了解基层需求。为扎实推进基层妇幼中医药发展,妇幼健康研究会先后在浙江省东阳市妇幼保健院、江苏省宿迁市中医院、广东省江门市妇幼保健院、河南省新密市妇幼保健院设立了第一批"全国妇幼中医药适宜技术研究培训基地",积极开展人才培养,特别是要为西部地区提供免费学习进修机会。妇幼健康研究会还对全国部分妇幼保健院组织了问卷调查。这些工作的实践,使我们更进一步了解到基层加快中医药适宜技术人才培养的强烈需求,也了解到群众对妇幼中医药适宜技术服务的渴望。

三是着手编写实用手册。中医药适宜技术对妇女儿童常见病、多发病的预防、治疗、康复、保健都有显著疗效,具有安全有效、成本低廉、简便易学的特点,应当在基层临床服务中发挥更大的作用。为满足基层需求,方便基层同志学习掌握中医药适宜技术,妇幼健康研究会开始着手编写《基层儿童中医药适宜技术培训教材》,并增加了小儿常见病、多发病的病种内容。书中引用多项中华中医药学会发布的相关标准及专家共识,使内容更具有先进性、权威性和规范性。为方便基层同志学习掌握,使穴位及操作方法更加直观,特意增配了 162 余幅穴位图,并在配图上增加取穴、操作说明及手法操作方向等标注,形成《基层儿童中医药适宜技术培训教材(试用版)》。

四是征求基层意见。为使《基层儿童中医药适宜技术培训教材（试用版）》更接地气、更符合基层需要，我们认真征求了基层同志的意见。浙江省东阳市妇幼保健院郭兰中院长和他的团队先后做了大量有价值的工作，江苏省宿迁市中医院、广东省江门市妇幼保健院的领导和专家们提出宝贵意见。经六易其稿，形成8章26节、涵盖22个儿童常见病种、8种中医药适宜技术的《基层儿童中医药适宜技术培训教材（再修订版）》。

五是权威专家审定。我们将《基层儿童中医药适宜技术培训教材（再修订版）》送小儿中医药专家葛湄菲教授等审阅，收到珍贵的修改意见。在妇幼司和儿童处领导关心支持下，我们将修改后的《基层儿童中医药适宜技术实用手册（再修订版）》最终送请首都医科大学附属北京中医医院儿科李敏主任进行审定。李敏主任有着丰富的临床、教学和科研经验，在抗击疫情的紧张战斗中，克服困难，严谨负责，她对全书内容进行了认真审阅、规范修改，各章中增加了概述，还增加了小儿拔罐疗法，并带领她的团队，将选用的104幅配图全部转换为实拍照片，形成最终定稿。后经人民卫生出版社大力支持和协助，使这本书更加完善，最终形成《基层中医药适宜技术手册·儿童分册》。

经过以上历程，这本《基层中医药适宜技术手册·儿童分册》具有三个特点，即"针对性强、实用性强、操作性强"。

本书共分为七章，分别是小儿推拿疗法、小儿穴位敷贴疗法、小儿耳穴压豆疗法、小儿刮痧疗法、小儿香佩疗法、小儿中药药浴疗法、小儿拔罐疗法，分别从概述、疾病的诊断、病因病机及辨证应用、穴位或药物选择、适应证、使用方法等方面进行论述，还特别提示在使用中医外治法的同时，须根据患儿具体病情决定是否需要同时使用其他疗法，以免延误病情等注意事项。本书所选适宜技术皆为儿童常见疾病的中医药优势防治适宜技术。本书力求通俗易懂，具体实用，易于理解掌握，适用于基层医务人员学习使用，适用于基层培训基地培训使用，也方便儿童家长学习操作。

需要说明的是,因部分基础推拿手法、推拿部位及敷贴部位等在不同病种中均有应用,故相应操作及定位图片会重复出现。我们将重复出现图片的图号、图题以浅绿色标识,以便于读者阅读。

　　本书并不追求"大而全",就是想把"防治效果确切"的儿童中医药适宜技术,编成一本"基层同志拿起来就能用"的实用手册,助力中医药服务儿童健康,助力国家中医药发展目标的实现。

　　由于学识水平有限,本书难免存在疏漏与不足之处,恳请各位同仁和广大读者不吝批评指正。我们将根据读者的宝贵意见不断修订完善。

　　在此,特别向国家中医药管理局、国家卫生健康委妇幼健康司、国家卫生健康委妇幼健康司儿童处各位领导和同志们长期以来的关心支持和对本书的主审表示衷心感谢! 向所有为本书编写付出辛勤劳动的各位领导、专家和同志们表示衷心感谢! 向人民卫生出版社各位领导和工作人员的精心指导表示衷心感谢! 本书是我们共同向党的二十大胜利召开的一份献礼!

　　愿本书能得到读者的喜爱!

　　我们将继续努力,为祖国中医药传承发展、为妇女儿童健康、为健康中国建设、为第二个百年奋斗目标实现做出新的更大的贡献!

编　者
2022 年 4 月

目录

第一章　小儿推拿疗法

　　小儿推拿是在中医基本理论指导下,根据小儿的生理病理特点,运用一定的手法作用于小儿一定的部位与穴位,以防治小儿疾病的中医外治疗法。它是在中医儿科学和中医推拿学的基础上形成和发展起来的,具有独特的理论体系。它凭借特有的手法和部位、穴位,将传统中医的"理、法、方、药"演变成"理、法、方、推"。小儿推拿通过手法施于小儿,刺激相应穴位和经络,调节经气,调节阴阳,调理脏腑。

　　由于小儿独特的生理病理特点,小儿推拿的治疗(包括手法、穴位、操作次数和时间)与成人有着明显的不同。小儿推拿手法的基本要求是均匀、柔和、轻快。其中,均匀是指手法操作要有节律性,不能时快时慢,更不能中断;柔和是指手法用力要缓和、平稳,使小儿可以忍受且感舒适;轻快是指小儿推拿的频率较成人为快,但力度较轻。小儿推拿有很多特有的穴位,多分布在头面及两肘以下,这些穴位的分布特点给临床治疗带来很多方便。

第一节　小儿推拿

一、常用手法

　　1. 推法　分为直推法、分推法、旋推法、合推法 4 种。频率为 120～200 次 /min。

　　(1)直推法:用拇指桡侧或指面(又称螺纹面),或食指(又称示指)、中指指面在穴位上做直线推动。

动作要领:操作时宜做直线推动,不宜歪斜,同时配用适量介质;推动时要有节律,用力均匀,始终如一。

(2)分推法:用两手拇指桡侧或指面,或示指、中指指面自穴位向两旁做分向推动,或做∧形推动。

动作要领:做分向推动时,两手用力,一般要均匀一致,用力切勿忽大忽小,应从穴位中间做分向或∧形操作。

(3)旋推法:以拇指指面在穴位上做顺时针方向旋转推动。

动作要领:操作速度较运法快,用力较指揉法轻。

(4)合推法:以两拇指螺纹面自穴两旁向穴中推动合拢。

动作要领:此法操作方向与分推法相反,用力一般要均匀、轻快、柔和,平稳着力于皮肤。

2. **揉法**　以中指或拇指指端,或掌根,或大鱼际,吸定于一定部位或穴位上,做顺时针或逆时针方向旋转揉动。

动作要领:操作时压力轻柔而均匀,手指不要离开接触的皮肤,使该处的皮下组织随手指的揉动而滑动,不要在皮肤上摩擦,应做到“肉动皮不动”。

3. **摩法**　以手掌面或示指、中指、无名指(又称环指)指面附着于一定部位或穴位上,以腕关节连同前臂做顺时针或逆时针方向环形移动摩擦,应做到“皮动肉不动”。

动作要领:本法操作时手法要轻柔,速度应均匀,压力大小适当。

4. **掐法**　用指甲重刺穴位。

动作要领:掐法是强刺激手法之一。掐时要逐渐用力,达深透为止,注意不要掐破皮肤,掐后轻揉局部,以缓解不适之感。在临床上,掐法常与揉法配合应用,称为掐揉法。

5. **运法**　以拇指或中指指端在一定穴位上,由此往彼做弧形或环形推动。

动作要领:运法需要有一定的力度,不宜过轻,也不宜过重,频率宜缓不宜急,应做到“皮动肉也动”。频率为 80～120 次/min。

6. **按法**　用拇指指腹或掌根在一定部位或穴位上逐渐用力向下按压。

动作要领:垂直方向逐渐用力,按而留之,逐渐放松。操作时,按法常与揉法结合而用,称为按揉。

7. 搓法 双手掌夹住一定的部位,相对用力快速搓揉,同时上下往返移动。

动作要领:夹持松紧适度,双手用力对称,快搓慢移。

其他还有捏脊法、捏挤法、擦法、捣法、拿法、捻法、摇法以及一些复式手法,如水底捞明月、二龙戏珠等。

二、常用补泻原则

虚,是指人体精、气、血、津、液、阴、阳等基本物质不足;实,是指停留、聚集于体内的热、毒、瘀、痰等有形实邪。推拿通过不同的推拿力度、时间、手法的快慢及方向来调节机体功能,表现出补或泻的作用。凡是能够提高机体兴奋性、激活经穴、增强脏腑功能的手法,称为补法;凡能降低机体兴奋性、抑制经穴活力、降低脏腑功能的手法,称为泻法。

1. 力度补泻 轻重指用力大小,同一手法,一般用力轻者为补,用力重者为泻。用力轻,小儿感觉舒适,脏腑感而应之,逐渐兴奋,活力增强;用力重,局部刺激强,经穴疲劳,感应性降低,脏腑受到抑制,活力降低。

2. 时间补泻 推拿时间长为补,时间短为泻。

3. 缓急补泻 又称频率补泻。同一手法,频率快为泻,频率慢为补。

4. 方向补泻 一般原则是操作方向向上、向外、向左、向心为补;向下、向内、向右、离心为泻。

5. 迎随补泻 又称顺逆补泻,指手法操作方向与经络循行方向一致为补,与经络循行方向相反为泻。

三、注意事项

小儿推拿操作习惯上以患儿左手为宜,必要时可左右手同时进行。小儿肌肤柔弱,施行手法时要配合适当的介质,如滑石粉、冬青膏及按摩油等,以保护小儿皮肤。

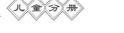

第二节　小儿常见病推拿治疗

一、感冒

(一)定义

感冒是感受外邪引起的一种临床常见的外感疾病,以发热、恶寒、鼻塞、流涕、喷嚏、咳嗽、全身不适为主要表现。本病一年四季均可发生,以气候骤变及冬春时节多见。小儿发病率高,尤以婴幼儿最为常见。由于小儿肺脾不足,神气怯弱,因此感邪之后易出现夹痰、夹滞、夹惊的兼证,且易诱发哮喘,也可引起心肌炎、急性肾炎等疾病。

感冒俗称"伤风",分为四时感冒和时行感冒。四时感冒是由于感受四时六淫之气所致,临床症状较轻,一般无传染性;时行感冒是由感受时行疫疠邪毒而发,临床症状较重,且具有传染性。

本病相当于西医学的急性上呼吸道感染。

(二)病因病机

感冒的病因以感受风邪为主,常兼寒、热、暑、湿、燥邪,或感受时邪疫毒所致。在正气不足、气候变化、冷热失常、调护不当时容易发生本病。

1. 外感六淫　以风邪为主,常兼夹寒、热、暑、湿、燥邪,由口鼻或皮毛而入,侵袭肌表,郁于腠理。卫气失于宣发,导致发热、恶寒等症;邪客肺卫,肺气失宣,则致鼻塞、流涕、喷嚏、咳嗽等症。由于感邪不同,机体反应有异,所以临床上有风寒、风热、暑邪外感之别。

2. 感受时邪　小儿为稚阴稚阳之体,形气未充,肌表薄弱,易感触时行疫疠之邪,且易相染流行。疫疠之邪,易犯肺、脾二经,且疫邪性烈,易于传变,故起病急骤。邪犯肺卫,郁于肌表,初起发热、恶寒、肌肉酸痛;疫火上熏,可见目赤、咽红;邪毒犯胃,胃气上逆,则恶心、呕吐;邪毒犯脾,脾失运化,则见腹泻、腹痛等症。

3. 正气不足　小儿肺脏娇嫩,藩篱薄弱,易被外邪所侵而致病。感冒的病变部位主要在肺卫,病机关键为肺卫失宣。且小儿生理病理特点有别于成人,感冒后易出现兼夹证:感邪之后,肺失宣肃,津液不得输布而内生痰液,痰壅气道,则咳嗽有痰,此为感冒夹痰;脾运失司,稍有饮食不节,则易致乳食停滞,阻滞中焦,出现脘腹胀满、不思乳食,或伴呕吐、腹泻,此为感冒夹滞;小儿神气怯弱,心常有余,肝常有余,感邪之后,热扰肝经,易致心神不安、烦躁不宁,睡卧不实,容易惊惕,甚则热盛动风而致惊厥,此为感冒夹惊。

（三）诊断要点

1.有感受外邪病史,常见于气候骤变,冷暖失调之时,或有与感冒患者接触史。

2.以发热、恶风寒、鼻塞、流涕、喷嚏、咳嗽、全身不适等为主症,可伴咽红或咽痛。

3.感冒伴兼夹证者,可见咳嗽、咳痰;或脘腹胀满,不思饮食,呕吐酸腐,大便不调;或睡卧不宁,惊惕、抽搐。

（四）鉴别诊断

需与急喉喑、急性传染病早期相鉴别。

（五）治疗原则

感冒的治疗以疏风解表为基本原则。

（六）推拿治疗

1.基础推拿　清肺经,头面四大手法,拿风池,掐揉二扇门。

（1）清肺经:施术者以拇指桡侧或螺纹面着力,自小儿环指掌面自指根向指尖方向直推或逆时针旋推环指螺纹面100～300次（图1）。

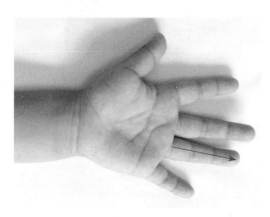

图1　清肺经

（2）头面四大手法

1）开天门：施术者以双手拇指螺纹面着力，自小儿眉心直推至前发际30～50次（图2）。

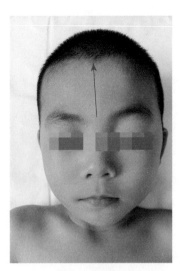

图2 开天门

2）推坎宫：施术者以拇指螺纹面着力，自小儿眉心向眉梢分推30～50次（图3）。

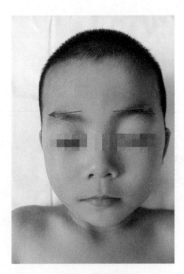

图3 推坎宫

3）揉太阳：施术者以拇指或中指端着力，揉小儿两侧眉梢后凹陷处100～300次（图4）。

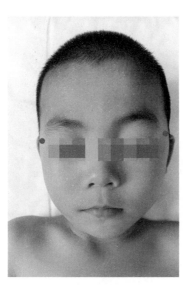

图4 太阳

4）掐揉耳后高骨：施术者以两拇指或中指指腹置于患儿耳后高骨，揉3掐1，操作50次（图5）。

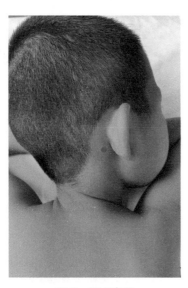

图5 耳后高骨

（3）拿风池：施术者以拇指与中指对称用力提拿乳突后方、颈后枕骨下大筋外侧凹陷中5～10次（图6）。

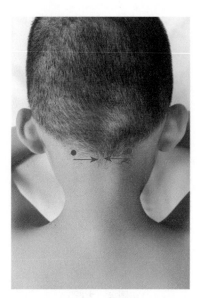

图6 拿风池

（4）拿肩井：肩上大筋即为肩井。施术者以拇指与示指、中指对称用力提拿大椎与肩髃连线之中点，肩背筋间处5～7次（图7）。

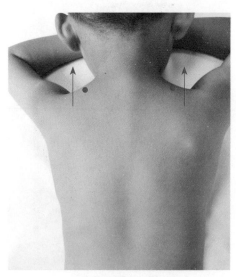

图7 拿肩井

（5）掐揉二扇门：二扇门，位于手背，中指根两侧凹陷中。两手示指、中指固定小儿手腕，拇指置于中指根两旁凹陷中掐揉，揉3掐1，力度适中，操作1～3min（图8）。

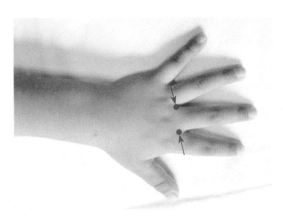

图8 二扇门

2.辨证加减

（1）风寒证：基础处方加推三关。

推三关：一手握小儿手指，另一手示指、中指并拢从腕横纹推至肘横纹（前臂桡侧）100～300次（图9）。

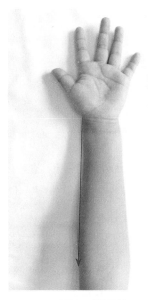

图9 推三关

（2）风热证：基础处方加清天河水、退六腑。

1）清天河水：天河水位于前臂内侧正中，腕横纹中点至肘横纹中点成一直线。施术者以拇指螺纹面或桡侧面着力，自小儿前臂掌侧正中从腕横纹直推至肘横纹100～300次（图10）。

2）退六腑：一手握住小儿手腕，另一手示指、中指指腹从小儿肘横纹推至腕横纹（前臂尺侧）100～300次（图11）。

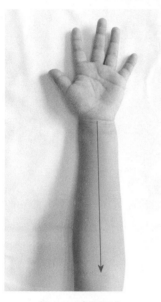

图10　清天河水

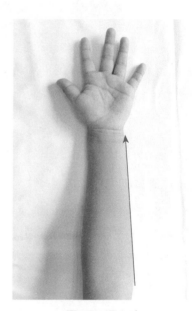

图11　退六腑

二、发热

（一）定义

发热是儿科多种疾病中的症状，可有壮热、低热、潮热等不同的证候群表现。壮热是指身体发热，热势壮盛，扪之烙手，或伴恶热、烦渴的一种症状，属高热范畴；低热是指身体自觉发热，但热势不高，体温一般在37.5～38℃；潮热是指发热盛衰起伏有定时，犹如潮汐。因疾病不同与病因病机的差异，小儿发热应按原发疾病进行辨病辨证治疗。然而，小儿体属纯阳，阴常不足，且发病容易、传变迅速，多种疾病因素的影响均可致病机从阳化热而出现高热，尤其婴幼儿更易见。

（二）病因病机

1. 外感发热 小儿脏腑娇嫩，肌肤薄弱，且寒暖不能自调。若调护失宜，六淫邪毒由口鼻、皮毛而入，侵犯肺卫，束于肌表，郁于腠理，正邪交争，则发热。感受温热、暑湿之邪，或受寒邪，从阳化热，均可引起发热；且邪越盛，正越实，交争越剧，热势越高。

2. 里热炽盛 若外感邪毒入里化热，或温热疫毒等直中于里，或小儿嗜食肥甘辛辣，肺胃蕴热，均可致里热炽盛，出现"发热"。邪热充斥内外，扰上及下，闭塞气机，可出现邪热蕴肺、热炽阳明、热结肠道、热入营血诸证；热毒灼津炼液为痰，痰火交结，上扰清窍，引动肝风，亦可致变证丛生，甚至出现闭、脱等危重证候。

（三）诊断要点

发热是临床常见症状，涉及各大系统和多种病症。小儿发热多见因肺系疾病引发。根据《中国儿童发热诊治指南》，临床上常采用肛温 $\geqslant 38\,℃$ 或腋温 $\geqslant 37.5\,℃$ 为标准。体温的高低并不与疾病的严重程度成正比，因此要注意观察患儿的病情，并及时采取相应的对策。此外，中医辨证推拿治疗的同时务必进行明确诊断，以免误诊。

（四）鉴别诊断

需对具有发热症状的疾病进行鉴别，明确诊断。

（五）治疗原则

发汗解表，清热泻火，滋养阴津。

（六）推拿治疗

1. 基础推拿 清肺平肝、水底捞明月、打马过天河、推上三关、退六腑、拿肩井、清天柱骨、拿风池。

（1）清肺平肝：施术者左手固定住小儿其他手指，右手以环指掌侧面着力，自小儿示指、环指掌面指根向指尖方向直推，或逆时针旋推示指、环指螺纹面100～300次（图12）。

（2）水底捞明月：一手握持小儿左手，另一手拇指端自小儿小指指根，经小鱼际转至小天心，至大鱼际，转入内劳宫，按揉3次，后一拂而起，以凉水为介质操作1min（图13）。

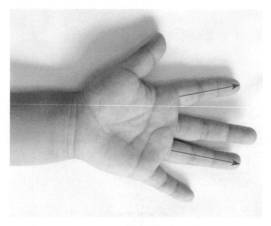

图12　清肺平肝

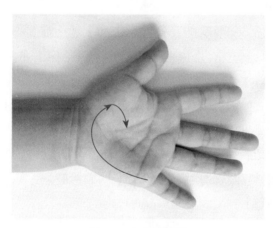

图13　水底捞明月

（3）打马过天河：中指揉运内劳宫数遍，后以拇指按住内劳宫，另一手示指、中指、环指沿前臂掌侧正中线，从腕横纹拍打至肘横纹2～3min，至局部红赤（图14）。

（4）推三关：一手握住小儿手指，另一手示指、中指并拢从小儿腕横纹推至肘横纹（前臂桡侧）100～300次（图9）。

（5）退六腑：一手握住小儿手腕，另一手示指、中指指腹从小儿肘横纹推至腕横纹（前臂尺侧）100～300次（图11）。

（6）拿肩井：施术者以拇指与示指、中指对称用力提拿大椎与肩髃连线之中点，肩背筋间处5～7次（图7）。

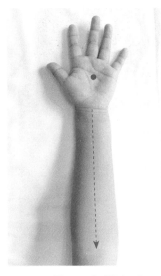

图 14 打马过天河

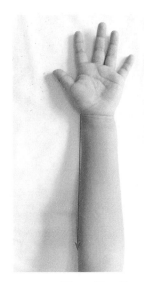

图 9 推三关

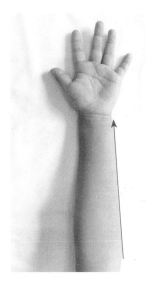

图 11 退六腑

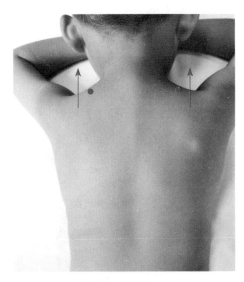

图 7 拿肩井

（7）清天柱骨：一手扶小儿前额，另一手蘸水，先以示指、中指并拢轻拍后颈部二十余次，再由后发际线推至大椎，以局部潮红为度（图 15）。

（8）拿风池：施术者以拇指与中指对称用力提拿小儿乳突后方、颈后枕骨下大筋外侧凹陷中 5～10 次（图 6）。

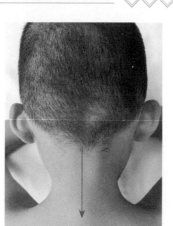
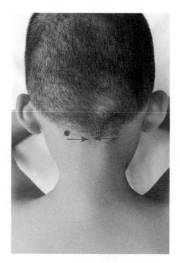

图15　清天柱骨　　　　　　　　　图6　拿风池

2. 辨证加减

(1)外感发热:基础处方加头面部四大手法,适当增加推上三关。

1)头面四大手法

开天门:施术者以双手拇指螺纹面着力,自小儿眉心直推至前发际30~50次(图2)。

推坎宫:施术者以拇指螺纹面着力,自小儿眉心向眉梢分推30~50次(图3)。

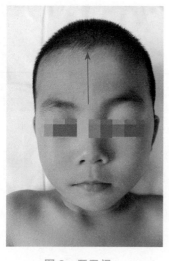
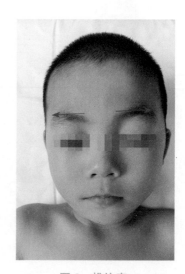

图2　开天门　　　　　　　　　　图3　推坎宫

揉太阳:施术者以拇指或中指端着力,揉小儿两侧眉梢后凹陷处100～300次(图4)。

掐揉耳后高骨:两拇指或中指指腹置于小儿耳后高骨,揉3掐1,操作50次(图5)。

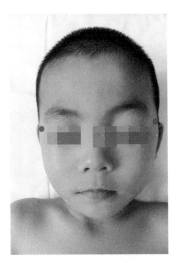 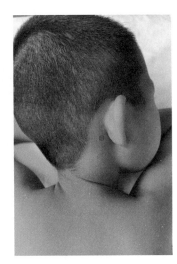

图4 太阳　　　　　　　　图5 耳后高骨

2)推上三关:一手握住小儿手指,另一手示指、中指并拢从小儿腕横纹推至肘横纹(前臂桡侧)100～300次(图9)。

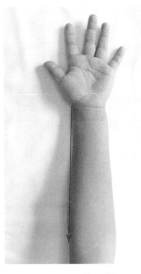

图9 推三关

（2）肺胃实热：基础处方加清大肠，清胃经，揉掐板门，原基础穴中重用退六腑（即增加退六腑推拿次数或时间，用力适当加重）。

1）清大肠：大肠，位于示指桡侧缘，从指尖至指根成一直线。一手虎口卡于小儿示指与中指间，另一手示指、中指并拢，从小儿指根推向指尖100～300次（图16）。

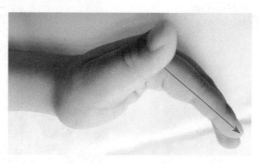

图 16　清大肠

2）清胃经：胃经，位于第一掌骨桡侧缘。示指、中指夹住小儿拇指，中指叉于小儿虎口固定，拇指快速从上至下推100～300次（图17）。

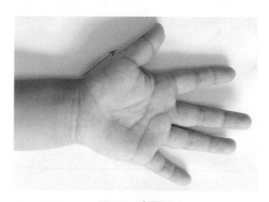

图 17　清胃经

3）揉掐板门：板门，位于手掌大鱼际中央（点）或整个平面。施术者以拇指端或中指端着力，揉掐小儿手掌大鱼际最高点，多揉3掐1，操作1～3min（图18）。

（3）阴虚发热：基础处方加揉二马，揉涌泉。

1）揉二马：二马（二人上马）位于手背第4、第5掌指关节后凹陷处。拇指揉掐二马，操作1～3min（图19）。

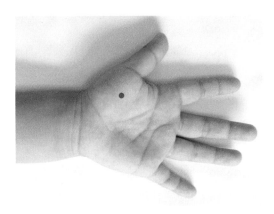

图 18　板门

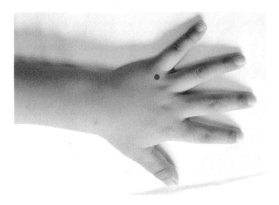

图 19　二马

2)揉涌泉:涌泉位于足掌,前 1/3 与中 1/3 交界处的凹陷中。拇指揉按涌泉,操作 1min(图 20)。

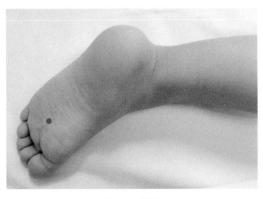

图 20　涌泉

（七）注意事项

手法从重从快，以凉水为介质。操作中小儿哭闹有利于发汗与退热，应合理运用，但不宜太过，还应适当补水。此外，虽然推拿可以缓解症状、治疗疾病，但也应根据患儿具体情况结合其他疗法，以免延误病情。

三、咳嗽

（一）定义

咳嗽是小儿常见的肺系病证，以咳嗽为主要表现。《幼幼集成·咳嗽证治》指出："凡有声无痰谓之咳，肺气伤也；有痰无声谓之嗽，脾湿动也；有声有痰谓之咳嗽，初伤于肺，继动脾湿也。"本病一年四季均可发生，冬春季节多见，以婴幼儿多发。多数患儿预后良好，部分患儿可反复发作，日久不愈。

本病相当于西医学中的气管炎、支气管炎。临床以咳嗽为主症者，均可参照本病进行辨证论治。

（二）病因病机

咳嗽的病因有外感和内伤，以外感多见，主要为感受外邪，其中又以感受风邪为主。内因以痰浊内生，肺阴不足为常见病因。

1. 感受外邪　风邪从皮毛或口鼻而入，首犯肺卫，肺失宣肃，肺气上逆而发为咳嗽。风为百病之长，故在外感咳嗽中，均以风邪为先导，其他外邪可随风邪侵袭人体。又风为阳邪，化热最速，小儿为纯阳之体，故小儿风寒咳嗽，多为时短暂，易化热入里，而出现热性咳嗽。

2. 痰浊内生　小儿脾常不足，若饮食喂养不当，致脾失健运，水湿内停，可酿湿成痰，上贮于肺，肺失宣肃而为咳嗽。加之外邪干肺，肺不能宣布津液，也可聚而为痰。

3. 肺阴不足　小儿外感咳嗽，日久不愈，正虚邪恋，可导致肺热伤津，肺阴受损，阴虚生热或化燥，伤于肺络，出现久咳不止，干咳无痰，金破不鸣之声音嘶哑。

咳嗽的病变部位在肺，常涉及脾，其主要病机为肺脏受邪，肺失宣肃，肺气上逆。肺为娇脏，其性清宣肃降，上连咽喉，开窍于鼻，外合皮毛，主一身之气，司呼吸。外邪从口鼻或皮毛而入，邪侵入肺，肺气不宣，清肃失职，而发生咳嗽。小儿脾常不足，脾虚生痰，上贮于肺，或咳嗽日久不愈，耗伤正气，可转为内伤咳嗽。正如《素问·咳论》指出："五脏六腑皆令人咳,非独肺也。"

(三)诊断要点

1. 多见于感冒之后,常因气候变化而发病。

2. 咳嗽、咳痰为主要临床症状,听诊两肺呼吸音粗糙,可闻及干啰音或不固定的粗湿啰音。

3. 胸部 X 线检查无异常或可见肺纹理增粗紊乱。

4. 实验室检查

1)血常规:病毒感染者血白细胞总数正常或偏低;细菌感染者血白细胞总数及中性粒细胞增高。

2)病原学检查:取鼻咽或气管分泌物标本可做病毒分离、病毒基因检测,血清病毒特异性抗体检测均有助于病毒学的诊断。肺炎支原体抗体IgG、IgM 检测用于肺炎支原体感染诊断。痰细菌培养,可作为细菌学诊断。

(四)鉴别诊断

咳嗽需与肺炎喘嗽、原发性肺结核、支气管异物相鉴别。

(五)治疗原则

本病以宣肃肺气为基本治则。

(六)推拿治疗

1. 基础推拿 清肺平肝,肺俞操作,降肺法,肃肺法,点缺盆。

(1)清肺平肝:施术者左手固定住小儿其他手指,右手以环指掌侧面着力,自小儿示指、环指掌面指根向指尖方向直推,或逆时针旋推示指、环指螺纹面 100～300 次(图 12)。

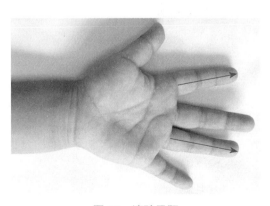

图 12 清肺平肝

（2）肺俞操作

1）点揉肺俞：肺俞，位于背部，第 3 胸椎棘突下旁开 1.5 寸，左右各一。以两拇指点揉 1～3min（图 21）。

2）横擦肺俞：用手掌尺侧横擦肺俞 1～3min，令局部透热（图 22）。

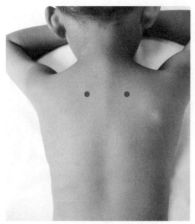

图 21　肺俞

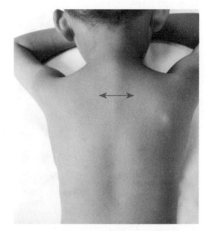

图 22　横擦肺俞

（3）降肺法：右手掌根叩肺俞，力度稍重，以胸腔有振动为佳。叩后，手掌顺势向下推抹至腰部 1min（图 23）。

（4）肃肺法

1）肃肺法一：双掌一前一后夹持小儿前胸后背，从上至下推抹前胸后背 5～8 次（图 24）。

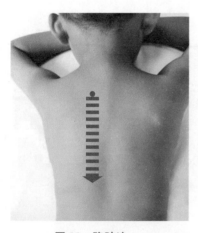

图 23　降肺法

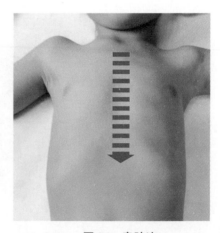

图 24　肃肺法一

2）肃肺法二：从上至下搓揉前胸后背5～8次（图25）。

3）肃肺法三：叩击前胸后背5～8次（图26）。

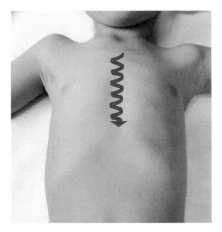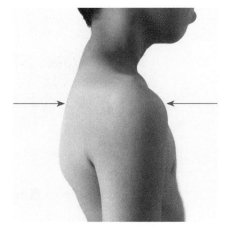

图25　肃肺法二　　　　　　　图26　肃肺法三

步骤：肃肺法一、肃肺法二、肃肺法三为1遍，操作3～5遍。

（5）点缺盆：缺盆，位于两锁骨上窝凹陷处。用两示指或拇指同时向内下方点按，至小儿最大忍受度，停留数秒，放松，再按，反复操作1min（图27）。

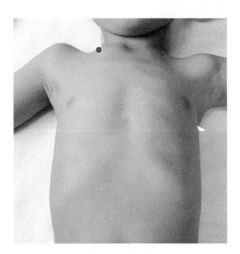

图27　缺盆

2. 辨证加减

（1）风寒咳嗽：基础处方加揉外劳宫、拿风池。

1）揉外劳宫：外劳宫，位于掌背侧，与内劳宫相对，第3、第4掌骨之间，掌指关节后0.5寸。用拇指回旋揉按，1min（图28）。

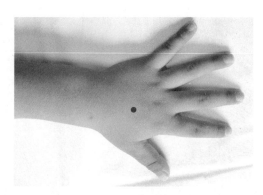

图28　外劳宫

2）拿风池：施术者以拇指与中指对称用力提拿小儿乳突后方、颈后枕骨下大筋外侧凹陷中5～10次（图6）。

（2）风热咳嗽：基础处方加清天河水、清天柱骨。

1）清天河水：施术者以拇指螺纹面或桡侧面着力，自小儿前臂掌侧正中从腕横纹直推至肘横纹100～300次（图10）。

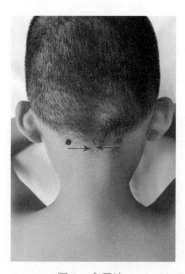

图6　拿风池

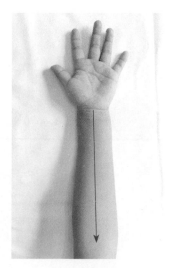

图10　清天河水

2）清天柱骨：一手扶小儿前额，另一手蘸水，先以示指、中指并拢轻拍后颈部二十余次，再由后发际线推至大椎，以局部潮红为度（图15）。

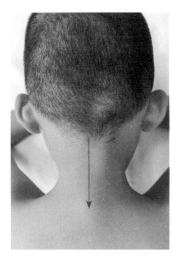

图15　清天柱骨

（3）痰湿咳嗽：基础处方加掐揉四横纹、掐揉小横纹。

1）掐揉四横纹：四横纹，位于手掌面，示指、中指、环指、小指第一指间横纹。用拇指逐一掐揉，每处揉3掐1，从示指至小指为1遍，操作10遍（图29）。

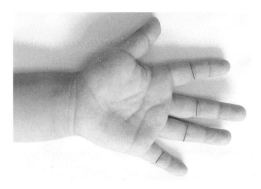

图29　四横纹

2）掐揉小横纹：小横纹即示指、中指、环指、小指掌指关节纹路。从示指起至小指止。每个掌指关节纹路依次以拇指揉3掐1，此为1遍，操作5遍（图30）。

（4）阴虚咳嗽：基础处方加揉二马、揉肾俞。

1）揉二马：二马（二人上马）位于手背第4、第5掌指关节后凹陷处。拇指揉掐二马，操作1～3min（图19）。

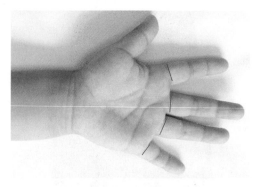

图 30 小横纹

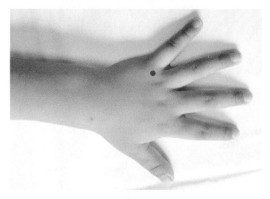

图 19 二马

2）揉肾俞：肾俞，位于第 2 腰椎棘突下旁开 1.5 寸。拇指揉按 3min（图 31）。

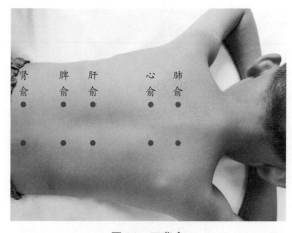

图 31 五背俞

（5）气虚咳嗽：基础处方加补脾经、捏脊。

1）补脾经：施术者以左手握住小儿之手，同时以拇指、示指捏小儿拇指使之微屈，再以右手拇指桡侧缘自小儿拇指指尖推向指根，或顺时针旋推拇指螺纹面100～300次（图32）。

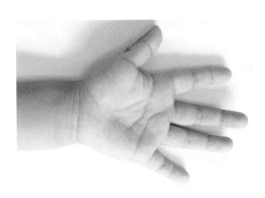

图32　补脾经

2）捏脊：施术者以拇指螺纹面与示指桡侧面相对用力，从小儿尾椎骨端捏至大椎3～5遍，最后1遍捏3提1，提时力度较重（冯氏捏脊手法）（图33）。

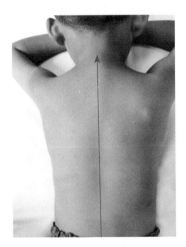

图33　捏脊

（七）注意事项

手法宜轻快，小儿咳嗽前一两次治疗后可能出现症状加重的情况，需要及时判断这是排病反应还是病情加重的表现。

四、哮喘

(一)定义

哮喘是一种反复发作的哮鸣气喘性肺系疾病,多由感受外邪或接触异物,引动内伏痰饮而发病。临床以喘促气急,喉间痰吼哮鸣,呼气延长为主要特征。严重者不能平卧,呼吸困难,张口抬肩,摇身撷肚,口唇青紫。哮喘常在凌晨和/或夜间发作或加剧。小儿哮喘有明显的遗传倾向,发病年龄以1~6岁多见,初次发作常在3岁以内。多数患儿经规范治疗,哮喘能够缓解或自行缓解,随年龄增长,可逐渐临床痊愈。但若失治误治,屡发屡止,可延至成年,甚至贻患终身。

本病包括西医学中的支气管哮喘、喘息性支气管炎等。

(二)病因病机

哮喘病因复杂,多由外因作用于内因而发。内因责之于素体肺、脾、肾不足,痰饮内伏,成为哮喘之夙根;外因责之于感受外邪、接触异物、饮食不慎、情志失调或劳倦过度等,其中外因以感受外邪触发最为多见。

1. 内因

(1)正虚痰伏:小儿为稚阴稚阳之体,肺脏娇嫩、脾常不足、肾常虚,气血阴阳均未充盛。因受先、后天病理因素影响,形成肺脾气虚、脾肾阳虚、肺肾阴虚等不同体质。人体水液的正常代谢有赖于肺气宣降、脾气转输、肾气温煦,痰饮的产生主要与肺、脾、肾三脏功能失调密切相关。肺气不足,治节无权,则水津失于输布,凝液成痰;脾虚运化失司,则聚湿生痰,上贮于肺;肾气不足,无力蒸化水液,或命门火衰,不能温煦脾土,土虚不运,易致水湿停聚,上泛为痰。即所谓痰之本水也,源于肾;痰之动湿也,主于脾:痰之末肺也,贮于肺。肺脾肾不足,痰饮内伏,形成哮喘反复发作的夙根。

(2)禀赋因素:小儿哮喘常与先天禀赋相关,既往常有奶癣、瘾疹、鼻鼽等病史,常有家族史。

2. 外因

(1)外感六淫:哮喘发作常因外邪引动体内伏痰而发。气候骤变,感受六淫之邪,以风寒、风热为多,邪犯肺卫,肺失宣降,肺气不利,引动伏痰,痰气交阻于气道,痰随气升,气因痰阻,相互搏击,气机升降不利,以致呼吸困难,喘息气促,喉间痰吼哮鸣,发为哮喘。

（2）接触异物：吸入或接触花粉、螨虫、灰尘、煤气、油味、动物毛屑、毛絮等异物,内犯于肺,触动伏痰,影响肺气宣降,肺气上逆发为哮喘。

（3）饮食不慎："形寒饮冷则伤肺",嗜食生、冷、酸、咸常使肺脾受损;嗜食海鲜鱼虾等发物亦可刺激机体,引动伏痰,诱发哮喘;过食肥甘厚味可酿生积热,蒸痰上扰,肺气壅塞,可诱发哮喘。

（4）劳倦所伤：哮喘每于过劳或游玩过度而发。劳倦过度耗伤正气,或汗出当风,卫外不固,触冒外邪,引动伏痰,壅塞气道,发为哮喘。

（5）情志失调：小儿暴受惊恐,或情绪紧张,或过度悲伤,所欲不遂,而致气机升降失常,气逆于上,引动伏痰,发为哮喘。

本病病位主要在肺,涉及脾、肾。病机多为外因引动内因,即肺、脾、肾不足,痰饮内伏,遇感引动。发作时,痰随气升,气因痰阻,相互搏结,阻塞气道,肺气宣降失常,而致痰吼哮鸣,咳喘气促,呼吸困难。

发作期以邪实为主,若是外感风寒,内伤生冷,或素体阳虚,寒痰内伏,则发为寒性哮喘;若是外感风热,或风寒化热,或素体阴虚、痰热内伏,则发为热性哮喘;若是素体阳盛,复感风寒,或外寒未解、里热已成,则表现为外寒内热之证。缓解期则以正虚为主,患儿久病哮喘,常导致肺之气阴耗伤、脾之阳气受损,表现为肺脾两虚;先天肾气未充,表现为脾肾阳虚,摄纳失职,气逆于上,产生"短气不足以息"之象。此外,痰热耗伤肺肾之阴,或者过食辛辣煎炸之品伤及阴液,则致肺肾阴虚,失于润养,功能失职,同样可以使哮喘反复发作。

总之,哮喘由素体肺、脾、肾不足,导致痰饮内伏,隐伏于肺,成为哮喘之夙根。诱因引发,痰气交阻,阻塞气道,反复不已。正如《证治汇补·胸膈门》所言："内有壅塞之气,外有非时之感,膈有胶固之痰,三者相合,闭拒气道,搏击有声,发为哮病。"由于本病伏痰难去,外邪难防,致使哮喘缠绵,难以根治。

（三）诊断要点

1. 病史　多有婴儿期湿疹等过敏性疾病史或家族哮喘史。可有反复发作的病史。发作多与某些诱发因素有关,如气候骤变、受凉受热、接触或进食某些致敏物质等。

2. 临床表现　常突然发作,发作之前多有喷嚏、咳嗽、胸闷等先兆症状。发作时喘促气急,哮鸣咳嗽,甚者不能平卧,烦躁不安,口唇青紫。

3. 体征　哮喘发作时两肺可闻及哮鸣音,以呼气时明显,呼气延长;严重发作时,哮鸣音减弱,甚至完全消失,是病情危重的表现,称为沉默肺。如有肺部继发感染,可闻及中细湿啰音。

4. 辅助检查

(1)血常规:白细胞总数正常,嗜酸性粒细胞可增高;伴肺部细菌感染时,白细胞总数及中性粒细胞均可增高。

(2)肺功能检查:主要用于 5 岁以上儿童。可存在可逆性阻塞性通气功能障碍;支气管舒张试验阳性,或呼气峰流速(PEF)日间变异率≥13% 有助于诊断。

(3)过敏原测试:目前常用变应原皮肤点刺试验或血清变应原特异性 IgE 测定,血清总 IgE 测定只能反映是否存在特异质。

(四)鉴别诊断

需与肺炎喘嗽相鉴别。

(五)治疗原则

哮喘应坚持长期、规范、个体化的治疗原则,按发作期、迁延期和缓解期分别施治。发作期当攻邪以治其标,分辨寒热虚实而随证施治。迁延期祛邪兼顾扶正,祛邪不宜攻伐太过,扶正需辨别本虚脏腑,补其不足。缓解期扶正以治其本,多补肺固表、补脾益肾,调整脏腑功能,以祛除生痰之源。

哮喘属于顽疾,宜采用多种疗法综合治疗,除口服药外,雾化吸入、敷贴、推拿疗法,以及配合环境疗法、心身疗法可增强疗效。本病应重视缓解期的治疗,以图不发。

(六)推拿治疗

1. 基础推拿　顺运内八卦,掐揉二扇门,按揉膻中,点揉肺俞,开璇玑,擦小腹和腰骶,擦头项之交。

(1)顺运内八卦:施术者以拇指螺纹面着力,以小儿掌心为圆心,从掌心至中指根横纹的 2/3 的圆做顺时针运法,50～100 次(图34)。

(2)掐揉二扇门:拇指置于中指根两旁凹陷中掐揉,揉 3 掐 1,力度适中,操作 1～3min(图8)。

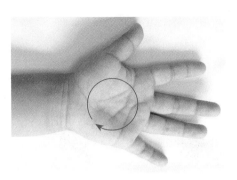

图 34　顺运内八卦

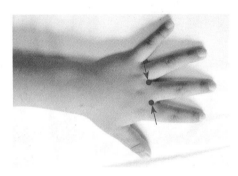

图 8　二扇门

（3）按揉膻中：膻中，位于胸部，前正中线上，在两乳头之间。示指或中指揉 3 按 1，共 2min（图 35）。

（4）点揉肺俞：肺俞，位于背部，第 3 胸椎棘突下旁开 1.5 寸，左右各一。以两拇指点揉 3min（图 21）。

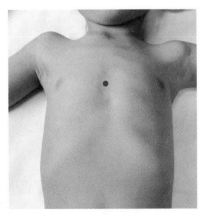

图 35　膻中

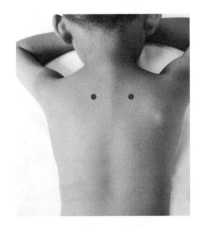

图 21　肺俞

（5）开璇玑：包括分推胸八道、下推腹、摩腹、气沉丹田。

1）分推胸八道：用两手拇指或四指，由上而下，依次从正中心分推至季肋部 8 次（图 36）。

2）下推腹：两手交替从鸠尾向下经中脘直推至肚脐十余次（图 37）。

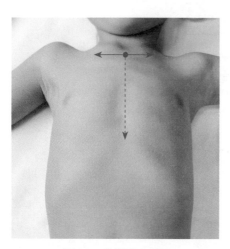

图 36　分推胸八道

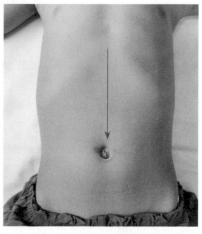

图 37　下推腹

3）摩腹：双掌重叠或单掌置于腹部，以肚脐为圆心，肚脐至剑突距离的 2/3 为半径圆，顺时针摩腹 1～2min（图 38）。

4）气沉丹田：从肚脐下推至耻骨联合 1min（图 39）。

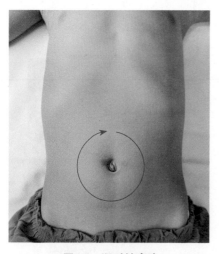

图 38　顺时针摩腹

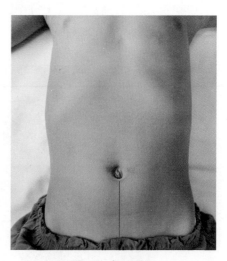

图 39　气沉丹田

（6）擦小腹和横擦腰骶

1）擦小腹：以手掌搓揉小腹至发热（图40）。

2）横擦腰骶：以掌根垂直于腰骶部，横向快速往返直线运动，以小儿耐受为度，令局部透热（图41）。

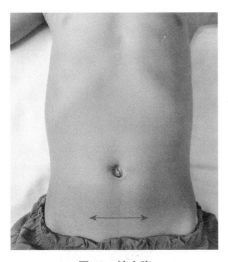

图40　擦小腹

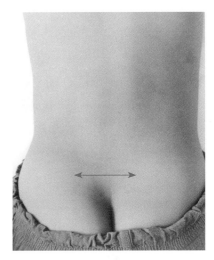

图41　横擦腰骶

（7）擦头项之交（图42）

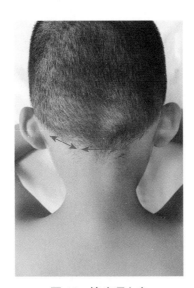

图42　擦头项之交

1）擦头项之交一：一手扶小儿前额，一手小鱼际横置于小儿风池、风府所在位置，快速来回擦动，边擦边移动。

2）擦头项之交二：先擦一侧，再擦正后方，再到另一侧，直至擦遍整个头项之交，以透热为度。

2. 辨证加减

（1）发作期——寒证：基础处方加推三关。

推三关：一手握小儿手指，另一手示指、中指并拢从腕横纹推至肘横纹（前臂桡侧）100～300次（图9）。

（2）发作期——热证：基础处方加擦大椎。

擦大椎：位于后背正中线，第7颈椎棘突下凹陷中。用手掌或小鱼际横擦大椎穴，以皮肤微红为度（图43）。

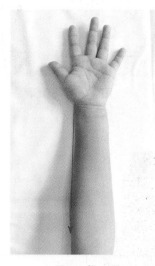
图9　推三关

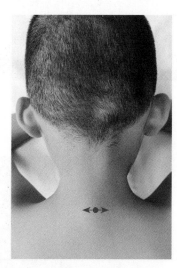
图43　大椎

哮喘发作时非小儿推拿之所长。但对穴位和特殊部位的刺激有助于驱邪、顺气、分利痰饮，对缓解喘息症状有作用。

（3）缓解期：基础处方加揉脾俞、点揉足三里、捏脊。

1）揉脾俞：脾俞，第11胸椎棘突下，旁开1.5寸。拇指揉按1～3min（图31）。

2）点揉足三里：足三里，位于外膝眼下3寸，胫骨嵴旁开1横指处。用两拇指同时点揉双侧足三里1～3min（图44）。

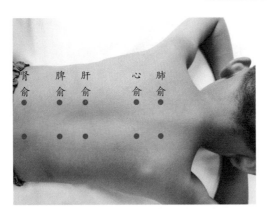

图 31　五背俞

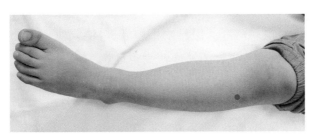

图 44　足三里

3）捏脊：施术者以拇指螺纹面与示指桡侧面相对用力，从小儿尾椎骨端捏至大椎 3～5 遍，最后 1 遍捏 3 提 1，提时力度较重（冯氏捏脊手法）（图 33）。

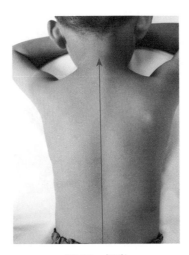

图 33　捏脊

（七）注意事项

推拿整个过程操作 20min。应坚持长期治疗。背部、前胸不要受凉，天寒或气候变化不定时，用热水袋温暖前胸、后背，可减少发作。

五、厌食

（一）定义

厌食是小儿时期常见的一种脾胃病证，临床以较长时期食欲缺乏，食量减少，甚则厌恶进食为特征。中医古代文献所载"不思食""不嗜食""不饥不纳""恶食"等病证的表现与本病相似。本病四季均可发生，而夏季暑湿当令之时，症状更为明显。发病年龄以 1～6 岁多见。患儿除食欲缺乏外，一般无特殊不适，预后良好。但长期不愈者，可使气血生化乏源，抗病能力下降，而易罹患他病，甚或日渐消瘦转为疳证。

西医学"消化功能紊乱"中的厌食症状可参照本节治疗。

（二）病因病机

厌食的常见病因有喂养不当、他病伤脾、先天禀赋不足、情志失调等，其中喂养不当为主要原因。病位在脾胃，病机关键为脾胃失和，纳化失职。

1. 喂养不当　小儿脾常不足，且乳食不知自节。若家长缺乏育儿保健知识，婴幼期未按时添加辅食；或片面追求高营养，如过食肥甘厚腻之品，超过了小儿脾胃正常的纳化能力；或过于宠溺，纵其所好，恣意偏食，嗜食生冷、零食；或饥饱无度；或滥服滋补之品，均可损伤脾胃，导致厌食。正如《素问·痹论》所说："饮食自倍，肠胃乃伤。"

2. 他病伤脾　脾为阴土，喜燥恶湿，得阳则运；胃为阳土，喜润恶燥，得阴则和。若患他病，误用攻伐，或误用苦寒损伤脾阳，或过用温燥耗伤胃阴，或病后失于调养，均可使脾胃受纳运化失常，而致厌食。

3. 先天不足　若母亲孕期营养摄入不足，或体弱多病，或早产、多产之儿，导致胎禀怯弱，元气不足，五脏皆虚，脾胃尤显薄弱，则生后即可表现为不欲吮乳，且长期乳食难以增进。

4. 情志失调　若因所欲不遂、小儿长期情志不畅，也可致肝气不舒，而乘脾犯胃，造成厌食。

本病的主要病位在脾胃,日久可累及肝肾。病初多属脾胃失健之轻证;若病程迁延,日久不愈,可致气血化生乏源而影响小儿生长发育,转为疳证。

(三)诊断要点

1.病史　有喂养不当、病后失调、先天不足或情志失调史。

2.临床表现

(1)长期食欲缺乏,厌恶进食,食量明显少于同龄正常儿童。

(2)面色少华,形体偏瘦,但精神尚好,活动如常。

(3)除外其他外感、内伤慢性疾病。

3.体征　病久可有形体偏瘦,余无明显体征。

4.辅助检查　一般无明显异常,病久可出现微量元素、维生素的缺乏等。

(四)鉴别诊断

厌食需与疰夏、积滞、疳证相鉴别。

(五)治疗原则

本病治疗以运脾开胃为基本法则。脾运失健者,当以运脾和胃为主;脾胃气虚者,治以健脾益气为先;脾胃阴虚者,施以养胃育阴之法;若属肝脾不和,则当疏肝理脾。在治疗的同时应注意饮食调养,纠正不良的饮食习惯,方能取效。

(六)推拿治疗

1.基础推拿　捏挤板门,掐揉四横纹,清胃经,清大肠,摩腹,捏脊,抱肚法,点揉足三里。

(1)捏挤板门:板门,位于手掌大鱼际中央(点)或整个平面。双手拇指、示指共四指相对,置于板门周围(正方形)同时向大鱼际中点推挤,捏挤10次(图45)。

(2)掐揉四横纹:四横纹,位于手掌面,示指、中指、环指、小指第一指间横纹。用拇指逐一掐揉,每处揉3掐1,从示指至小指为一遍,操作10遍。

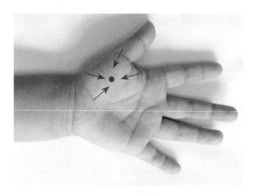

图 45　捏挤板门

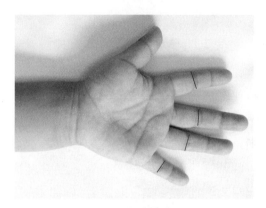

图 29　四横纹

（3）清胃经：胃经，位于第一掌骨桡侧缘。示指、中指夹住小儿拇指，中指叉于小儿虎口固定，拇指快速从上至下推 100～300 次（图 17）。

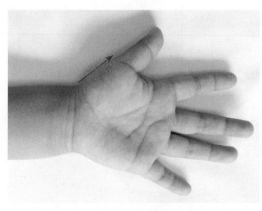

图 17　清胃经

（4）清大肠：大肠，位于示指桡侧缘，从指尖至指根成一直线。一手虎口卡于小儿示指与中指间，另一手示指、中指从指根推向指尖100～300次（图16）。

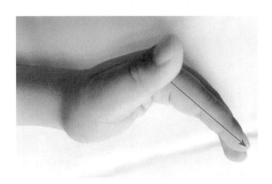

图16　清大肠

（5）摩腹：双掌重叠或单掌置于腹部。以肚脐为圆心，肚脐至剑突距离的2/3为半径圆，逆时针摩腹5min（图46）。

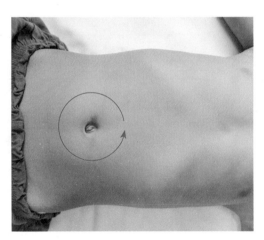

图46　逆时针摩腹

（6）捏脊：施术者以拇指螺纹面与示指桡侧面相对用力，从小儿尾椎骨端捏至大椎3～5遍，最后1遍捏3提1，提时力度较重（冯氏捏脊手法）（图33）。

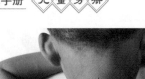

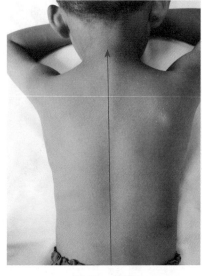

图33 捏脊

（7）点揉足三里：足三里，位于外膝眼下3寸，胫骨嵴旁开一横指处。用两拇指同时点揉双侧足三里1～3min（图44）。

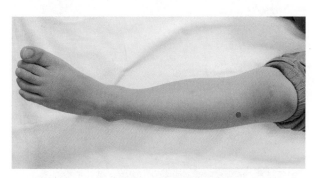

图44 足三里

2. 辨证加减

（1）偏于虚证：基础处方加补脾经。

补脾经：脾经，位于拇指桡侧缘或螺纹面。施术者以左手握住小儿之手，同时以拇指、示指捏小儿拇指使之微屈，再以右手拇指桡侧缘自小儿拇指指尖推向指根，或顺时针旋推拇指螺纹面300次（图32）。

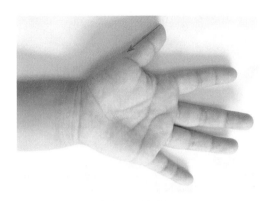

图 32 补脾经

（2）偏于实证：基础处方加清补脾经。

清补脾经：脾经，位于拇指桡侧缘或螺纹面。施术者以左手握住小儿之手，同时以拇指、示指捏小儿拇指使之微屈，再以右手拇指桡侧缘自小儿拇指指尖至指根来回推，或顺、逆时针各半旋推拇指螺纹面共 300 次（图 47）。

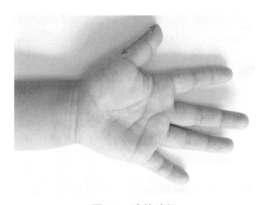

图 47 清补脾经

（七）注意事项

整个过程操作 15～20min。注意规律饮食，尽量少摄入油腻、生冷的食物。平时辅以强度适当的运动来增进食欲。注意科学喂养。

六、疳证

（一）定义

疳证是由喂养不当或多种疾病影响，导致脾胃受损，甚至气液耗伤的一种慢性病证。临床以形体消瘦、面色无华、脘腹胀满、毛发干枯、精神萎靡或烦躁、饮食异常、大便不调为特征。本病好发于 5 岁以下儿童。初期时通常表现为积滞，可兼夹出现于其他疾病如泄泻、肺炎等病程中，因迁延失治，进一步损伤脾胃，导致气血生化之源，转化为疳证。本病经及时治疗、合理调护，多数预后良好；若病程迁延，影响小儿生长发育，易出现兼证，严重者可致阴竭阳脱等危证。

（二）病因病机

疳证的病因主要与喂养不当、饮食不节，以及疾病影响或禀赋不足有关。

1. 喂养不当、饮食不节　包括乳食太过和乳食不及两方面。小儿"脾常不足"，若乳食太过或不及，过食肥甘厚味、生冷、坚硬难化之物，或妄投滋补食品，以致食积内停，损伤脾胃，影响气血化生而成疳证。也可因母乳匮乏，断乳过早，或辅食的数量、质量不足，或偏食、挑食，致气血生化乏源，不能濡养全身，长期不能满足生长发育需要，而导致形体消瘦、面色无华、毛发干枯等症。

2. 疾病影响　小儿长期吐泻，或反复外感，病后失调，或失治、误治，药物损伤，导致脾胃受损，日久津液耗伤，气血亏损，肌肉消灼，形体羸瘦，而成疳证。

3. 禀赋不足　若因早产，或低体重、多胎，或孕母多病，或药物损伤胎元，均可致先天禀赋不足，脾胃功能薄弱，水谷精微摄取不足，久则气血亏耗，形成疳证。

疳证病位主要在脾胃。病机关键为脾胃虚损，气液耗伤。病程不同，临床证候可依次表现为疳气、疳积、干疳。初期病情较轻，形体消瘦不著，表现脾胃失和之证，称为疳气；中期脾胃受损严重，积滞内停生化乏源，表现脾虚夹积证候，称为疳积；后期脾胃衰败，化源枯竭，气血津液干涸，全身极度虚羸，称为干疳。疳证日久，气血虚衰可累及其他脏腑出现诸多兼证，甚则脾气衰败，元气耗竭，可致阴阳离决。

（三）诊断要点

1. 有先天禀赋不足，伤乳食、长期喂养不当或病后失调等病史。

2. 形体消瘦，脘腹胀满，不思乳食，面色不华，毛发稀疏枯黄，大便不调，烦躁易怒,夜间哭闹,或精神不振,或吮指磨牙。体重常低于正常同龄儿平均值的15%以上。

(四)鉴别诊断

本病需与厌食、积滞相鉴别。

(五)治疗原则

本病治疗原则为健脾益气。治疗既要疏通气机,消积导滞,又要健脾益胃,促进气血的化生。

(六)推拿治疗

基础推拿:补脾经、推三关、揉脐、捏脊、上推七节骨。

(1)补脾经:脾经,位于拇指桡侧缘或螺纹面。施术者以左手握住小儿之手,同时以拇指、示指捏小儿拇指使之微屈,再以右手拇指桡侧缘自小儿拇指指尖推向指根,或顺时针旋推拇指螺纹面100~300次(图32)。

(2)推三关:一手握小儿手指,另一手示指、中指并拢从小儿腕横纹推至肘横纹(前臂桡侧)100~300次(图9)。

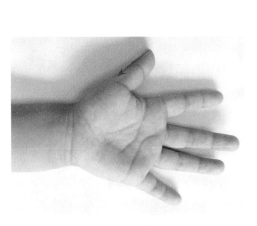

图 32 补脾经

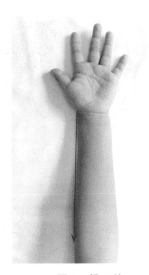

图 9 推三关

(3)揉脐:以拇指指腹置于肚脐,轻轻揉动30s(图48)。

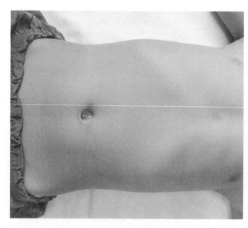

图 48 揉脐

（4）捏脊：施术者以拇指螺纹面与示指桡侧面相对用力，从小儿尾椎骨端捏至大椎：6～8 遍，最后 1 遍捏 3 提 1，提时力度较重（图 33）。

（5）上推七节骨：七节骨，位于第 4 腰椎至尾骨尖的直线。拇指或示指、中指指腹自下向上直推 3min（图 49）。

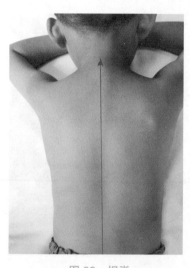

图 33 捏脊

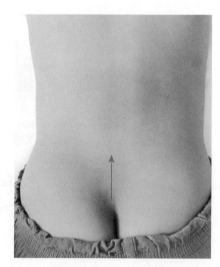

图 49 上推七节骨

（七）注意事项

手法轻重适宜。整个过程操作 20～30min。注意治疗后，若患儿纳食突然明显增加，不可暴饮暴食，要循序渐进以免再次积滞。

七、便秘

(一)定义

便秘是指大便干燥、秘结不通,排便次数减少或间隔时间延长,或大便排出困难的病证。本病可发生于任何年龄,可单独存在,也可继发于其他疾病的过程中。由于排便困难,部分患儿可出现食欲缺乏,睡眠不安,或由于便时努责,引起肛裂、脱肛或痔。西医功能性便秘可参照本病治疗。

(二)病因病机

便秘的病因包括饮食因素、热邪伤津、气血亏虚及情志失和。主要病位在大肠,病机关键为大肠传导失司,与脾、胃、肺、肝、肾脏腑功能失调相关。

1. 饮食失调　小儿脾常不足,乳食不知自节,若饮食喂养不当,饥饱失常,或偏食肥甘精细之物,或过食油煎炙煿之品,损伤脾胃,运化失常,停滞中焦,积热蕴结,肠道传导失常,发为便秘。

2. 热邪伤津　小儿易感温热时邪,邪热稽留,或过食辛辣炙煿之品,伤津耗液,或胎热素盛,肠道燥热,均可导致燥热内结,肠道津少失濡,大便干结,难于排出。

3. 气血亏虚　小儿素体虚弱,气亏血少,或疾病损伤,气血生化乏源,或过用汗、吐、利、燥热之剂伤及气血阴津,均可导致气血虚衰,气虚则传导无力,阴血亏虚则肠道失润,均可使大便艰涩排出不畅,便秘由生。

4. 情志失和　小儿肝常有余,所欲不遂,则易情志不舒,或情绪紧张,肝气郁结,或小儿久坐少动,气机不利,或因排便困难,对排便形成恐惧心理,有便意而不愿排出,气机郁滞,均可导致腑气通降失常,糟粕内停而致便秘。

(三)诊断要点

1. 有排便疼痛或费力史。

2. 大便干燥坚硬,秘结不通,或虽有便意但排出困难。

3. 排便间隔时间延长,每周排便 ≤ 2 次。

4. 左下腹常可扪及包块,包块于排便后消失。

（四）鉴别诊断

与先天性巨结肠、机械性肠梗阻所致便秘相鉴别。

（五）治疗原则

本证以润肠通便为治疗原则，实证以祛邪为主，虚证以扶正为主。根据不同病因，可配合消食导滞、清热润肠、理气通便、益气养血滋阴等法辨治。同时必须注意调整不合理的饮食结构，建立良好的排便习惯。

（六）推拿治疗

1. 基础推拿　脘腹操作手法，捏脊，揉龟尾，下推七节骨。

（1）脘腹操作手法

1）荡腹：双手重叠横置于腹部，先以掌根将腹推向对侧。小鱼际着力。注意手掌斜向下。再用手指从对侧将腹推荡拨回，推过去与拨回来交替进行，形若波浪荡漾，从上至下为1遍，操作5～8遍（图50）。

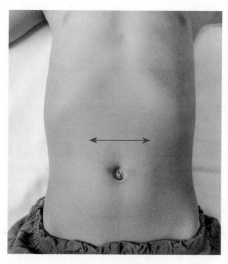

图 50　荡腹

2）摩腹：双掌重叠或单掌置于腹部。以肚脐为圆心，肚脐至剑突距离的2/3为半径作圆，顺时针摩腹 1min（图38）。

3）下推腹：两手掌交替从剑突向下经中脘直推至肚脐，1～3min（图37）。

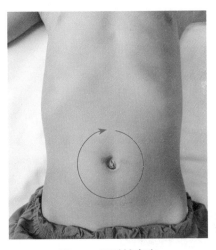

图 38　顺时针摩腹

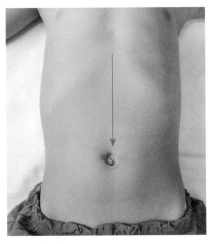

图 37　下推腹

（2）捏脊：施术者以拇指螺纹面与示指桡侧面相对用力，从尾椎骨端捏至大椎 6 遍，最后 1 遍，捏 3 提 1，提时力度深重（冯氏捏脊手法）（图 33）。

（3）揉龟尾：龟尾，位于尾椎骨末端下的凹陷中。中指屈曲，以指端从尾骨下伸入，直至尾骨前方，点揉 1min（图 51）。

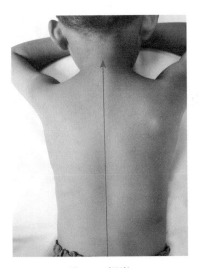

图 33　捏脊

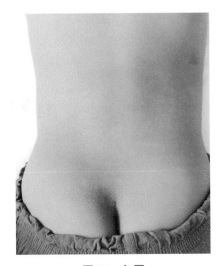

图 51　龟尾

（4）下推七节骨：七节骨，位于第 4 腰椎至尾骨尖的直线。以拇指或示指、中指指腹，自上而下推 1min（图 52）。

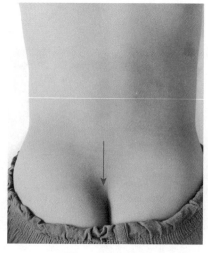

图 52　下推七节骨

2. 辨证加减

（1）实证：基础处方加清大肠、退六腑。

1）清大肠：大肠，位于示指桡侧缘，从指尖至指根成一直线。一手虎口卡于小儿示指与中指间，另一手示指、中指从指根推向指尖 100～300 次（图 16）。

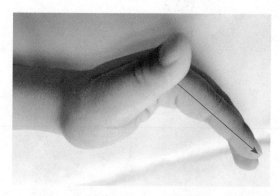

图 16　清大肠

2）退六腑：一手握小儿手腕，另一手示指、中指指腹从小儿肘横纹推至腕横纹（前臂尺侧）100～300 次（图 11）。

（2）虚证：基础处方加清补脾经、揉中脘、点揉足三里。

1）清补脾经：脾经，位于拇指桡侧缘或螺纹面。施术者以左手握住小儿之手,同时以拇、示二指捏小儿拇指使之微屈,再以右手拇指桡侧缘自小儿拇指指尖向指根来回推,或顺时针、逆时针旋推拇指螺纹面各 100～150次(图 47)。

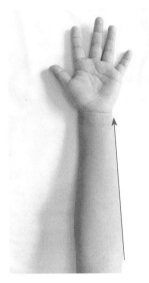

图 11　退六腑

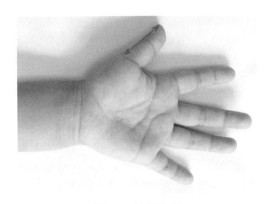

图 47　清补脾经

2)揉中脘:中脘,位于脐上 4 寸,当剑突下至脐连线的中点。拇指或中指端回旋揉 1min(图 53)。

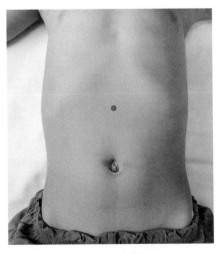

图 53　中脘

3)点揉足三里:足三里,位于外膝眼下3寸,胫骨嵴旁开一横指处。用两拇指同时点揉双侧足三里1~3min(图44)。

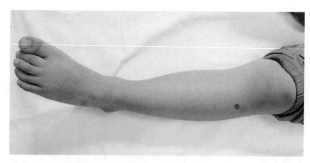

图44　足三里

(七)注意事项

推拿宜在晨起空腹时进行,最好每天同一时间进行,让机体形成排便节律。推拿后叮嘱小儿如厕,引导小儿建立规律的排便习惯。本病坚持治疗多有良效。在治疗的同时,应教育小儿养成合理(包括增加粗纤维摄入)的饮食习惯。

八、泄泻

(一)定义

泄泻是以大便次数增多,粪质稀薄或如水样为特征的小儿常见脾胃系疾病。本病发病年龄以婴幼儿为主,其中6个月至2岁的小儿发病率最高。夏秋季节发病率较高。本病轻证治疗得当预后良好;重证则易伤津耗液,可出现气阴两伤,甚至阴竭阳脱;久泻迁延不愈,则易转为慢惊风或疳证。

西医儿童腹泻包括感染性腹泻及非感染性腹泻。感染性腹泻目前以轮状病毒感染最为常见;非感染性腹泻常因喂养不当、食物过敏、乳糖酶缺乏等引起,皆可参照本病治疗。

(二)病因病机

小儿泄泻的病因,以感受外邪、伤于饮食、脾胃虚弱、脾肾阳虚多见,病位主要在脾胃。病机关键为脾困湿盛,升降失司,水反为湿,谷反为滞,小肠清浊不分,合污下降,形成泄泻。

1.感受外邪　小儿脏腑薄弱,藩篱不密,卫外不固。若调护失宜,易为风、热、寒、暑邪与湿邪相合所侵,致脾受邪困,运化失职,升降失调,水谷不分,合污而下,则为泄泻。因脾喜燥而恶湿,湿易困脾土,故有"无湿不成泻""湿多成五泻"之说,外感泄泻以夏秋季节的湿热泻最为常见。

2. **伤于饮食** 小儿脾常不足,运化力弱,加之乳食不知自节,若乳哺不当、调护失宜,过食生冷瓜果或肥甘厚味,以及不易消化或不洁食物,皆能损伤脾胃。脾伤则运化失职,胃伤则腐熟不能,升降失常,清浊不分,并走大肠而发生泄泻。

3. **脾胃虚弱** 小儿素体脾虚,或久病迁延不愈,或用药攻伐过度,导致脾胃虚弱,腐熟运化失司,以致水谷不化,精微不布,不能分清别浊,合污而下,形成泄泻。

4. **脾肾阳虚** 脾虚致泻,病程迁延,日久则脾伤及肾,致脾肾阳虚,肾阳不足,则脾失温煦,阴寒内盛,水谷不化,并走肠间,而致便下澄澈清冷,洞泄不禁。

小儿泄泻病位在脾胃,基本病机为脾困湿盛。由于小儿为稚阴未充,稚阳未长,患泄泻后易于伤阴伤阳发生变证。暴泻者多伤阴,久泻者多伤阳。泻下过度,可伤阴耗气,出现气阴两伤,甚则阴伤及阳,导致阴竭阳脱的危重变证。若久泻不止,脾气虚弱,肝旺而生内风,可成慢惊风;脾虚失运,生化乏源,气血不足以荣养脏腑肌肤,日久则形成疳证。

(三)诊断要点

1. 有感受外邪,乳食不节或饮食不洁等病史。

2. 大便次数较平时明显增多;粪质稀薄,可呈淡黄色稀糊状或清水样,或夹奶块、不消化物,如蛋花汤状,或黄绿稀溏。可伴有恶心、呕吐、腹痛、纳少、发热等症。重证泄泻,可见小便短少,精神烦躁或萎靡,烦渴,皮肤干瘪,囟门凹陷,目眶下陷,啼哭无泪,甚至口唇樱红、呼吸深长、四肢逆冷等症。

(四)鉴别诊断

本病需与痢疾相鉴别。

(五)治疗原则

本病以运脾化湿为基本治则。实证以祛邪为主,虚证以扶正为主;泄泻变证,属正气大伤,可辅助以挽阴回阳、救逆固脱等措施。

（六）推拿治疗

1. **基础推拿**　清补大肠、揉揉板门、摩腹、揉脐、擦脐、揉龟尾、推七节骨。

（1）清补大肠：大肠，位于示指桡侧缘，从指尖至指根成一直线。一手虎口卡于小儿示指与中指间，另一手示指、中指从指根向指尖来回推100～300次（图54）。

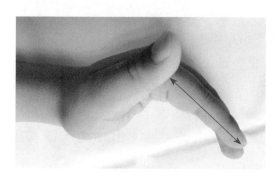

图54　清补大肠

（2）揉揉板门：板门，位于手掌大鱼际中央（点）或整个平面。施术者以拇指端或中指端着力，揉揉小儿手掌大鱼际最高点，揉3揉1，操作1～3min（图18）。

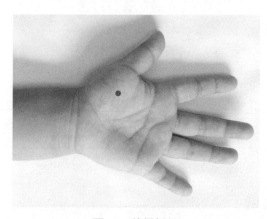

图18　揉揉板门

（3）摩腹：摩腹，双掌重叠或单掌置于腹部。以肚脐为圆心，肚脐至剑突距离的2/3为半径作圆，逆时针摩腹1min（图46）。

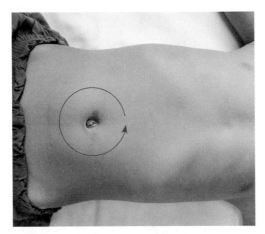

图 46 逆时针摩腹

（4）揉脐：以拇指指腹置于肚脐，轻轻揉 30s（图 48）。

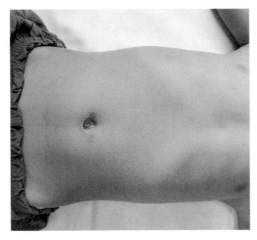

图 48 揉脐

（5）擦脐：以小鱼际横擦肚脐，以发热为度（图 55）。

（6）揉龟尾：龟尾，位于尾椎骨末端下的凹陷中。中指屈曲，以指端从尾骨下伸入，直至尾骨前方，点揉 1min（图 51）。

（7）推七节骨：七节骨，位于第 4 腰椎至尾骨尖的直线。以拇指或示指、中指指腹，实泻自上而下，虚泻自下而上推 1min（图 49、图 52）。

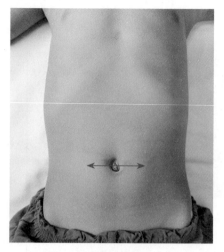

图 55　擦脐

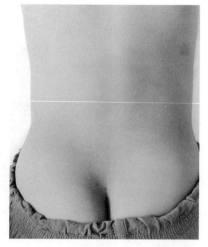

图 51　龟尾

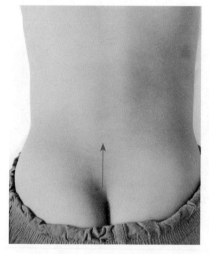

图 49　上推七节骨

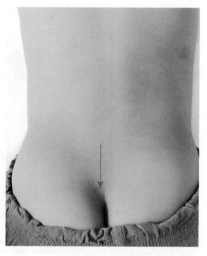

图 52　下推七节骨

2. 辨证加减

（1）实证加清大肠、运内八卦、退六腑、清小肠。

1）清大肠：大肠，位于示指桡侧缘，从指尖至指根成一直线。一手虎口卡于小儿示指与中指间，另一手示指、中指从指根推向指尖 100～300 次（图 16）。

2）运内八卦：施术者以拇指螺纹面着力，以小儿掌心为圆心，从掌心至中指根横纹的 2/3 的圆做顺时针运法，50～100 次（图 34）。

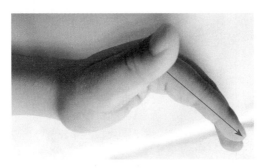

图 16　清大肠

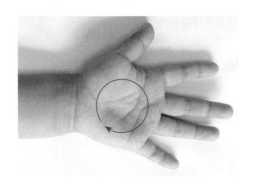

图 34　顺运内八卦

3）退六腑：一手握小儿手腕，另一手示指、中指指腹从肘横纹推至腕横纹（前臂尺侧）100～300 次（图 11）。

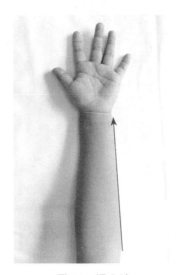

图 11　退六腑

4）清小肠：小指尺侧边缘，由指根推向指尖成一条直线，100～300次（图56）。

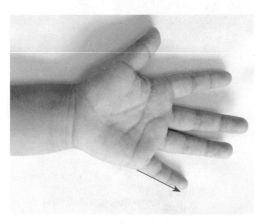

图56　清小肠

（2）虚证加补大肠、推三关、按揉足三里

1）补大肠：大肠，位于示指桡侧缘，指尖至指根一条直线。一手虎口卡于小儿示指与中指间，另一手示指、中指由指尖推向指根，推100～300次。注意视病情需要避免过度操作，以免闭门留寇（图57）。

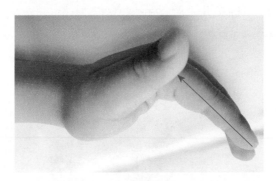

图57　补大肠

2）推三关：一手握小儿手指，另一手示指、中指并拢从小儿腕横纹推至肘横纹（前臂桡侧）100～300次（图9）。

3）点揉足三里：足三里，位于外膝眼下3寸，胫骨嵴旁开一横指处。用两拇指同时点揉双侧三里1～3min（图44）。

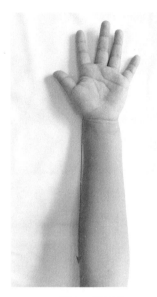

图9　推三关

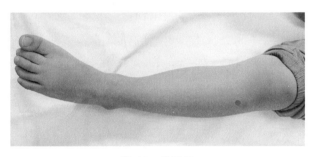

图44　足三里

（七）注意事项

治疗期间注意保持水分，预防和纠正脱水，注意清淡饮食，加强护理，防止并发症。

九、呕吐

（一）定义

呕吐是因胃失和降，气逆于上，以致乳食由胃中上逆经口而出的一种病证。古人将有声有物谓之呕，有物无声谓之吐，有声无物谓之哕。因呕与吐常同时出现，故合称呕吐。临床以婴幼儿多见，经积极治疗，一般预后良好;若呕吐严重则可伤津耗液,日久致脾胃虚损,气血化源不足而影响生长发育。

(二)病因病机

小儿呕吐的病因有感受外邪、乳食积滞、脾胃虚寒、情志失和等,病变部位主要在胃,与肝脾密切相关。基本病机为胃失和降,气逆于上。

1. **感受外邪** 小儿脏腑薄弱,若感受风、寒、暑、湿、燥火六淫邪气,或秽浊之气,邪犯胃腑,扰动气机,胃失和降,气逆于上而呕吐。

2. **乳食积滞** 小儿乳食不知自节,若喂养不当,乳食过多,或进食过急,或恣食生冷、肥甘、厚味等难化之物,乳食积滞,壅塞中焦,脾失健运,气机升降失调,胃气上逆则呕吐。

3. **胃中积热** 胃为阳土,性喜清凉,如乳母喜食辛辣炙煿之品,乳汁蕴热,儿食母乳,致热积于胃;或小儿过食辛热、膏粱厚味,或乳食积滞化热,热积胃中;或感受暑热、湿热之邪,邪热蕴结。热积胃中,胃热气逆而呕吐。

4. **脾胃虚寒** 素体脾胃虚寒,中阳不振;或喂养不当,恣食生冷之品,寒积于胃;或患病后寒凉克伐太过,损伤脾胃,皆可致寒邪内着,客于肠胃,中阳不运,胃失和降而呕吐。

5. **情志失和** 所欲不遂,环境不适,或被打骂,均可致情志怫郁,肝气不舒,横逆犯胃,气机上逆而呕吐,较大儿童情志失和多见。

(三)诊断要点

1. 患儿有感受外邪、乳食不节、脾胃虚寒或情志不畅等病史。

2. 乳食从胃中上涌,经口而出,常伴嗳腐食臭,恶心,纳呆,胃脘胀闷等症。重症呕吐者,有阴伤液竭之患,如饮食难进,神萎烦渴,形体消瘦,甚至尿少或无尿等症。

(四)鉴别诊断

本病需与溢乳相鉴别。

(五)治疗原则

呕吐治疗以和胃降逆为基本原则。同时,应辨明病因,审因论治以治本。兼胃热者宜清热,脾胃虚寒宜温补,食积宜消导,气郁者宜疏理。诊断不明者,及时请外科会诊。同时注重饮食调护。

（六）推拿治疗

1.**基础推拿** 清胃经,逆运内八卦,横纹推向板门,揉中脘,分推腹阴阳,搓摩胁肋。

（1）清胃经:胃经,位于第一掌骨桡侧缘。示指、中指夹住小儿拇指,中指叉于小儿虎口固定,拇指快速从上至下推100～300次（图17）。

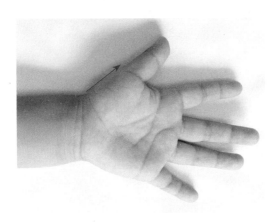

图17 清胃经

（2）逆运内八卦:施术者以拇指螺纹面着力,以小儿掌心为圆心,从掌心至中指横纹的2/3的圆做逆时针运法,50～100次（图58）。

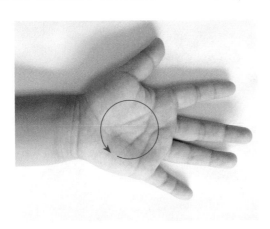

图58 逆运内八卦

（3）横纹推向板门:拇指指腹快速从腕横纹中点推向板门1min（图59）。

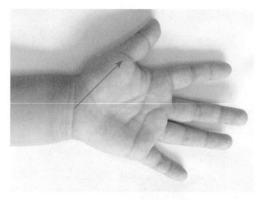

图59　横纹推向板门

（4）揉中脘：中脘，位于脐上4寸，当剑突下至脐连线的中点。拇指或中指端回旋揉1min（图53）。

（5）分推腹阴阳：两手拇指从剑突起，分别推向两侧，边推边从上向下移动，直到平脐为止，操作20次（图60）。

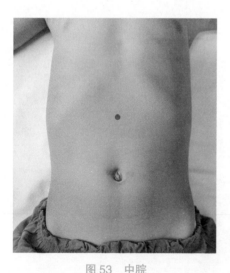

图53　中脘

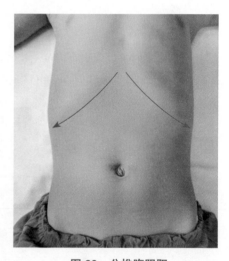

图60　分推腹阴阳

（6）搓摩胁肋：抱小儿同向坐于身上，以双手掌置于小儿两侧腋下，两手同时向下推摩，边搓揉边向下移至天枢。操作3～5遍。

2. 辨证加减

（1）伤食吐加点揉足三里：足三里，位于外膝眼下3寸，胫骨嵴旁开1横指处。用两拇指同时点揉双侧足三里1～3min（图44）。

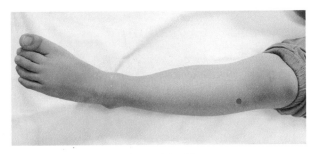

图 44 足三里

（2）寒吐加推三关：一手握小儿手指，另一手示指、中指并拢从小儿腕横纹推至肘横纹（前臂桡侧）100～300次（图9）。

（3）热吐加下推七节骨及掐揉四横纹：

1）下推七节骨：七节骨，位于第4腰椎至尾骨尖的直线。以拇指或示指、中指指腹，自上而下推1min（图52）。

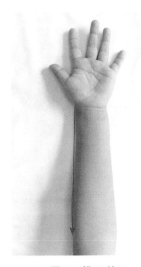

图9 推三关

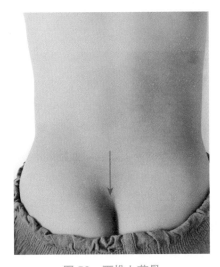

图52 下推七节骨

2）掐揉四横纹：四横纹，位于手掌面，示指、中指、环指、小指第一指间横纹。用拇指逐一掐揉，每处揉3掐1，从示指至小指为1遍，操作5遍（图29）。

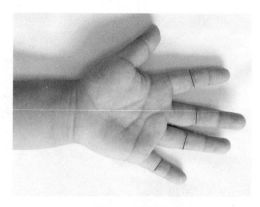

图29　四横纹

（七）注意事项

手法轻重兼施,推拿30min后少量喂奶,或进食少许米汤、粥等易消化食物。大便通畅对于呕吐防治有积极意义,故呕吐时注意观察小儿大便情况。

十、呃逆

（一）定义

小儿呃逆是因胃气上逆动膈,而表现为喉间呃呃连声,声短而频,难以自制的病证。《黄帝内经》中尚无呃逆之名,其记载的"哕"即指本病,还认识到呃逆发病与寒气及胃、肺有关。《景岳全书》中将"呃逆"病名确定下来,如"哕者,呃逆也,非咳逆也……噫者,饱食之息,即嗳气也,非咳逆也"。

（二）病因病机

呃逆常见的病因主要有饮食不当和正气虚损等,其主要病机是胃失和降,气逆动膈。

1. **饮食不当**　小儿乳食不知自节,进食太快,或过食生冷,寒气蕴蓄于胃,胃气上冲,导致呃逆;或过食辛热炙煿,燥热内生,导致腑气不行,气逆动膈而致呃逆。

2. **正气虚损**　小儿素体不足,或大病久病,正气未复,或吐下太过,误用攻伐,均可损伤中气,导致胃失和降而呃逆。久病则易深及肾,肾气失于摄纳,气机上逆动膈,亦可导致呃逆。

（三）诊断要点

1. 常有饮食不当、受凉等诱发因素,起病多较急。

2. 临床以喉间呃呃连声,声短而频,不能自止为主要表现,可伴有胃脘不适,胸膈痞闷等症状。

（四）鉴别诊断

本病需与干呕、嗳气相鉴别。

（五）治疗原则

呃逆的主要治则为理气和胃、降逆止呃,可根据病情配以祛寒、清热、补虚等法。

（六）推拿治疗

掐中冲,顺运内八卦,心肝同清,按内关,点揉膈俞,横擦膈俞,点揉肺俞,揉中脘,揉按攒竹。

1. 掐中冲　中冲,位于中指尖端的中央。拇指指甲掐中冲10次（图61）。

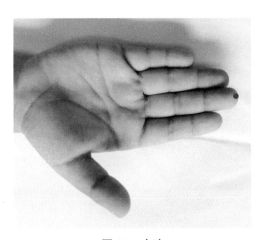

图61　中冲

2. 顺运内八卦　施术者以拇指螺纹面着力,以小儿掌心为圆心,从掌心至中指根横纹的2/3的圆做顺时针运法,50～100次（图34）。

3. 心肝同清　左手固定小儿手腕,右手示指、中指、环指并拢呈凹槽状固定住小儿中指、示指,右手拇指逆时针旋转推示、中螺纹面或从指根到指尖方向推1～3min（图62）。

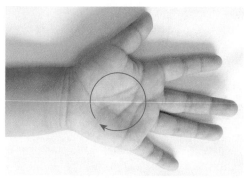

图 34 顺运内八卦

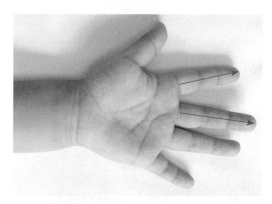

图 62 心肝同清

4. 按内关 内关,位于前臂正中,腕横纹上 2 寸,两肌腱之间。以中指指腹按于该穴,逐渐加力至局部酸胀,停留数秒,放开,再按,操作 1～3min(图 63)。

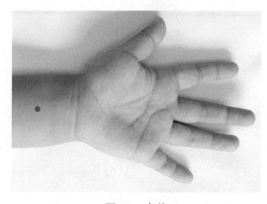

图 63 内关

5.点揉膈俞 膈俞,位于背部,第7胸椎棘突下旁开1.5寸,左右各一。以两拇指点揉1min(图64)。

6.横擦膈俞 以小鱼际或掌根垂直置于两侧膈俞连线上,快速往返来回直线运动3min,力度以小儿耐受为度,令局部透热(图65)。

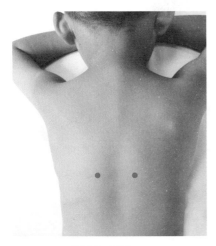

图64 膈俞

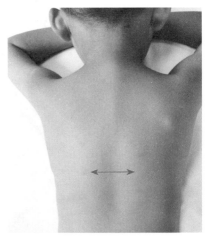

图65 横擦膈俞

7.点揉肺俞 肺俞,位于背部,第3胸椎棘突下旁开1.5寸,左右各一。以两拇指揉1min(图21)。

8.揉中脘 中脘,位于脐上4寸,当剑突下至脐连线的中点。以拇指或中指指端回旋揉3min(图53)。

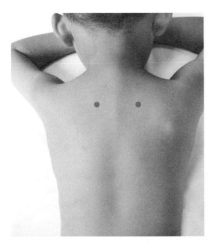

图21 肺俞

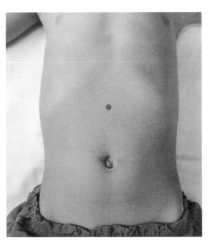

图53 中脘

9. 揉按攒竹　攒竹,位于面部,眉头凹陷中,眶上切迹处。两中指置于攒竹,揉按 3min(图 66)。

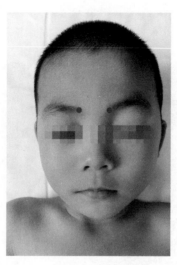

图 66　攒竹

十一、腹痛

(一)定义

腹痛指胃脘以下、脐周及耻骨以上部位的疼痛。根据疼痛的部位分为大腹痛、脐腹痛、少腹痛和小腹痛。发生在胃脘以下,脐部以上部位者称为大腹痛;发生在脐周部位者,称为脐腹痛;发生在小腹两侧或一侧部位者,称为少腹痛;发生在下腹部正中部位者,称为小腹痛。

腹痛发病无明显季节性,引起腹痛的原因很多,西医儿科将腹痛分为功能性与器质性。诊治时尽量详细检查区分器质性腹痛,以免贻误病情。本节主要论述功能性腹痛的证治。

(二)病因病机

小儿腹痛的病因主要有腹部中寒、乳食积滞、胃肠积热、脾胃虚寒和气滞血瘀等。病位主要在脾、胃、大肠,亦与肝有关。病机关键为气机不畅,不通则痛。

1. *腹部中寒*　小儿脏腑娇嫩,形气未充,寒温不知自调。若因衣被单薄,腹部受寒;或过食生冷寒凉之品,邪客胃肠,导致寒邪凝滞,气机不畅,经络不通，不通则痛，故发腹痛。

2. 乳食积滞　小儿脾常不足，易为乳食所伤，加之乳食不知自节，若喂养不当，或暴饮暴食，或过食不易消化之品，导致乳食积于中焦，脾胃运化失常，气机壅塞不通而出现腹胀、腹痛之症。

3. 胃肠积热　乳食停滞，日久化热；或恣食肥甘、辛热之品，胃肠积滞；或感受外邪，入里化热，均可致热结阳明，腑气不通而腹痛。

4. 脾胃虚寒　小儿稚阳未充，若先天禀赋不足，素体阳虚，或过用寒凉攻伐之品，损伤脾阳，或病后体虚，中阳不振，则寒自内生，脏腑、经脉失于温煦，气机不利，血脉凝滞，而出现腹痛。

5. 气滞血瘀　情志不畅，气机郁滞可引起血行迟滞；或因跌打损伤，或术后腹内气血经脉受损，瘀血内留；或久病不愈，瘀阻脉络，均可致气机不利，血运受阻而腹痛。

本病病初多以实证为主，若素体虚弱或日久致脏腑虚损者，可呈现虚实夹杂或虚多实少之证。

（三）诊断要点

1. 患儿可有感受寒邪、伤于乳食、情志不畅或外伤手术等诱因。

2. 疼痛部位以胃脘以下、脐周及耻骨以上为主。腹痛常有反复发作、可自行缓解的特点。疼痛的性质有隐痛、钝痛、胀痛等，伴随症状可有纳少、恶心、呕吐、腹胀等。

（四）鉴别诊断

功能性腹痛与器质性腹痛相鉴别。

（五）治疗原则

本病以调理气机、疏通经脉为基本治则。根据不同的病因病机可分别治以温经散寒、消食导滞、通腑泄热、温中补虚、活血化瘀等法。

（六）推拿治疗

1. 基础推拿　按揉一窝风、按内关、掐总筋、拿肚角、脘腹部操作、腰背部操作、揉胆囊穴。

（1）按揉一窝风：一窝风，位于掌背横纹中央。以拇指按于该穴，揉3按1，操作1～3min（图67）。

（2）按内关：内关，位于前臂正中，腕横纹上2寸，两肌腱之间。以中指指腹按于该穴,逐渐加力至局部酸胀,停留数秒,放开,再按,操作 1 ～ 3min (图 68)。

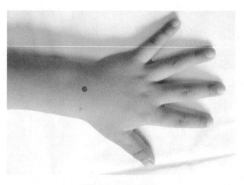

图 67 一窝风

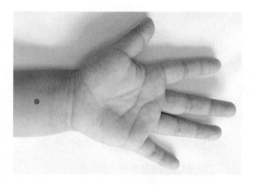

图 63 内关

（3）掐总筋:总筋,位于手掌处,腕横纹中央。以拇指指甲掐 10 次。力度以小儿皱眉或啼哭为度(图 68)。

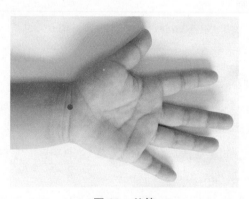

图 68 总筋

（4）拿肚角：肚角，为脐下 2 寸，旁开 2 寸左右的大筋。以右侧为例，用拇指与示指相对，捏住大筋，突然向上提起，快拿快放，操作 3 次。一般双手在患儿左右两侧同时操作（图 69）。

（5）脘腹部操作

1）摩腹：双掌重叠或单掌置于腹部。以肚脐为圆心，肚脐至剑突距离的 2/3 为半径作圆，顺时针摩腹 1～3min（图 38）。

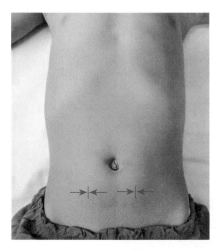

图 69　拿肚角

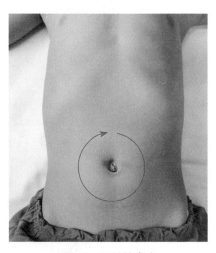

图 38　顺时针摩腹

2）揉腹：找准脘腹压痛点，全掌或掌根点揉 2min。注意若不能排除非功能性腹痛，忌用重手法以免加重病情（图 70）。

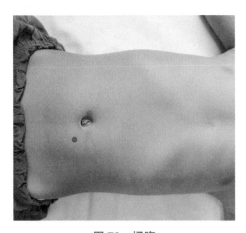

图 70　揉腹

（6）腰背部操作

1）找腰背部压痛点，点揉压痛点，操作 2min（图71）。

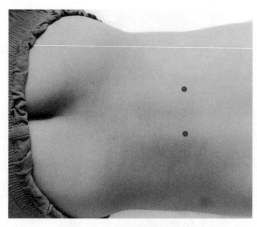

图71 腰背部压痛点

2）揉脊，置于脊柱，从上至下揉之，操作 3～5 遍（图72）。

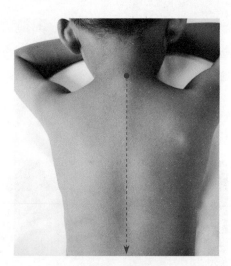

图72 揉脊

（7）揉胆囊穴：胆囊穴，位于足三里和阳陵泉（腓骨头前下方凹陷处）之间的压痛点。以左腿为例，拇指指腹置于压痛点，揉30s（图73）。

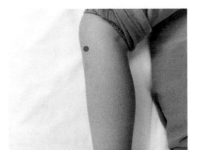

图73 胆囊穴

2. 辨证加减

（1）寒证加推三关：一手握小儿手指，另一手示指、中指并拢从小儿腕横纹推至肘横纹（前臂桡侧）100～300次（图9）。

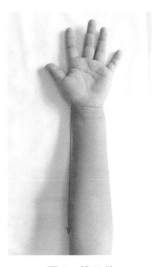

图9 推三关

（2）虚证加点揉足三里：足三里，位于外膝眼下3寸，胫骨嵴旁开一横指处。用两拇指同时点揉小儿双侧足三里1～3min（图44）。

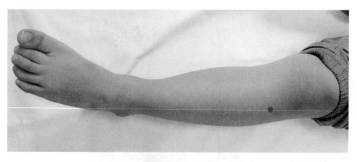

图 44　足三里

（3）伤食加内运八卦：施术者以拇指螺纹面着力，以小儿掌心为圆心，从掌心至中指根横纹的 2/3 的圆做顺时针运法，50～100 次（图 34）。

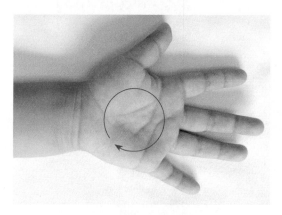

图 34　顺运内八卦

（七）注意事项

腹部手法先轻后重，遇小儿强烈抵抗应立即停止。注意寻找腹部和腿上压痛点作为治疗重点，以感到酸、麻、胀痛为度，腹痛缓解为有效。

十二、滞颐

（一）定义

滞者，凝也，指水液之积；"颐"者，同"颌"，指下颌。滞颐指小儿唾液过多并从口中流出，亦可称为"流涎"。常见于 3 岁以下小儿。若为一过性流涎，或因乳牙萌生等出现流涎则非病态。

（二）病因病机

小儿滞颐的病因有虚、实之分：虚为脾胃虚弱，脾虚不摄，唾液不固而流出；实为脾胃蕴热，熏蒸于口，迫涎外出。

廉泉不约为滞颐的基本病机。滞颐为涎液从口中不自主流出，为金津玉液不约。《素问·宣明五气》有"脾为涎""肾为唾"之论；《诸病源候论》认为滞颐乃"脾冷液多"，倡温补。

（三）诊断要点

临床表现为涎液过多，下颌常湿。

（四）鉴别诊断

本病需与先天性痴呆相鉴别。

（五）治疗原则

滞颐的主要治则为约束廉泉，摄收唾液。重视口颌局部操作以约束金津玉液，脾胃虚弱者予补益脾胃，脾胃积热者予清热利湿。

（六）推拿治疗

1.基础推拿　点揉扁桃点，点按廉泉，掐揉承浆，振按颊车，揉腮部，清天柱骨。

（1）点揉扁桃点：拇指、示指相对置于两侧扁桃点，向扁桃体方向，点揉1min（图74）。

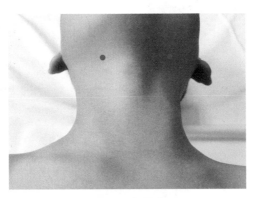

图74　扁桃点

（2）点按廉泉：廉泉，位于前正中线上，喉部上方，舌骨上缘凹陷处。中指或拇指指端置于廉泉，点按1～3min（图75）。

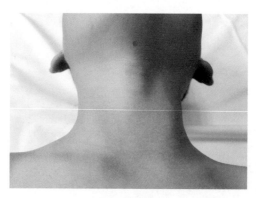

图 75　廉泉

（3）掐揉承浆：承浆，位于下唇下，颏唇沟正中的凹陷处。拇指置于承浆，掐揉 3min（图 76）。

（4）振按颊车：双掌相对，以中指指腹置于两颊车，同时用力振按 3～5s，放松，再振，操作 1min（图 77）。

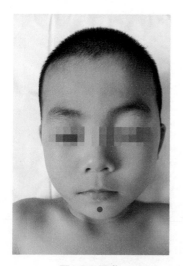 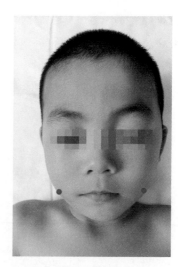

图 76　承浆　　　　　　**图 77　颊车**

（5）揉腮部：以右侧为例，用掌根揉动腮部，操作 1min（图 78）。

（6）清天柱骨：一手扶小儿前额，另一手蘸水，先以示指、中指并拢轻拍小儿后颈部二十余次，再由后发际线推至大椎，以局部潮红为度（图 15）。

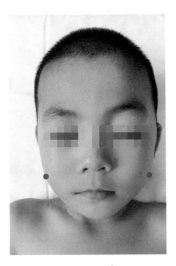

图 78 腮部

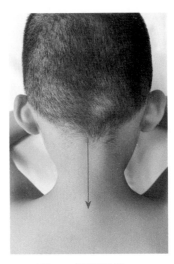

图 15 清天柱骨

2. 辨证加减

(1)脾胃虚弱加补脾经、补肾经

1)补脾经:脾经,位于拇指桡侧缘或螺纹面。施术者以左手握住小儿之手,同时以拇指、示指捏小儿拇指使之微屈,再以右手拇指桡侧缘自小儿拇指指尖推向指根,或顺时针旋推拇指螺纹面100～300次(图32)。

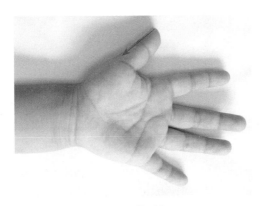

图 32 补脾经

2)补肾经:肾经,位于小指掌面或螺纹面。施术者以拇指桡侧面着力,自小儿小指掌面指尖向指根方向直推,或顺时旋推100～300次(图79)。

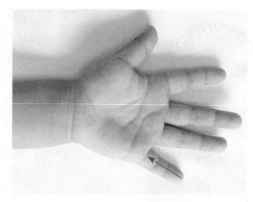

图79　补肾经

（2）脾胃积热加掐揉小横纹、清天河水

1）掐揉小横纹：小横纹即示指、中指、环指、小指掌指关节纹路。从示指起至小指止。每个掌指关节纹路依次以拇指揉 3 次掐 1 次，此为 1 遍，操作 5 遍（图30）。

2）清天河水：天河水位于前臂内侧正中，腕横纹中点至肘横纹中点成一直线。施术者以拇指螺纹面或桡侧面着力，自小儿前臂掌侧正中从腕横纹直推至肘横纹 100～300 次（图10）。

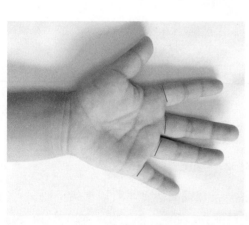

图30　掐揉小横纹

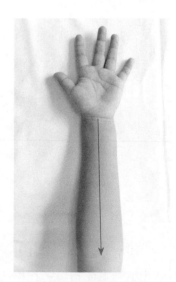

图10　清天河水

（七）注意事项

手法宜轻快，不宜重。保持小儿下颌及颈前、胸前干燥。注意饮食卫生，勿暴饮暴食。

十三、汗证

（一）定义

汗证是指在正常环境和安静状态下，仍出汗过多，甚至大汗淋漓的一种病证。表现为清醒时可浸湿贴身衣物，睡眠时可浸湿枕巾，甚至被褥。小儿由于形气未充、腠理疏薄，加之生机旺盛、清阳发越，故较成人更容易出现阴阳失调、腠理不固而易出汗。

汗证有自汗、盗汗之分。不分寤寐，无故汗出者称为自汗；睡中出汗，醒时汗止者称为盗汗。至于因温热病或属其他疾病引起的出汗，或于危重证阶段出现阴竭阳脱的亡阳大汗者，不属本处所讨论的范畴。

（二）病因病机

汗为心之液，卫气为阳，营血为阴，若阴阳失衡，气血失和，营卫不调，腠理开合失司，则汗液外泄。本病的病因病机有表虚不固、心脾积热、气阴两虚等。

1. 表虚不固　多由素体虚弱，津液外泄所致。小儿先天或后天多种原因导致肺气虚损，表虚不固，腠理不密，汗液漏泄，以自汗为主。

2. 心脾积热　小儿心常有余，脾常不足。若乳食壅滞或调护失宜，致心经积热，脾失运化，湿热交蒸，郁而化热，迫津外泄而多汗。

3. 气阴两虚　先天禀赋不足，或病损气阴，气虚不能敛阴，阴血虚则心失所养，心液失藏，阴虚又可致火旺迫津外泄，腠理开阖失司而发为汗证。

小儿汗证之因，总由阴阳失衡所致，有虚实之分，临床以虚证多见。虚证中常见表虚不固、气阴两虚；实证为心脾积热；虚实之间每可兼见或相互转化。

（三）诊断要点

1. 患儿有素体虚弱，或调护失宜，或在疾病病后等病史。

2. 以小儿在正常环境和安静状态下，全身或局部多汗为主要表现。不分寤寐，时时汗出者为自汗；寐则汗出，醒时汗止者为盗汗。出汗量大，常可湿衣或湿枕。

（四）鉴别诊断

本病需与战汗、脱汗、黄汗相鉴别。

（五）治疗原则

汗证以补虚止汗为基本治则。临证视虚实而施补泻，如表虚不固者宜益气固表；心脾积热宜疏利脏腑，清利湿热；气阴两虚宜益气养阴。

（六）推拿治疗

1. 基础推拿　清肝经，分手阴阳，顺运内八卦，揉按风门、肺俞。

（1）清肝经：施术者以拇指桡侧面着力，自小儿示指掌面指根向指尖方向直推，或逆时针旋推拇指螺纹面100～300次（图80）。

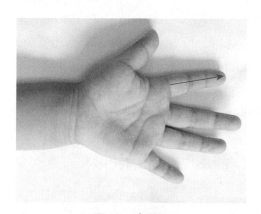

图80　清肝经

（2）顺运内八卦：施术者以拇指螺纹面着力，以小儿掌心为圆心，从掌心至中指根横纹的2/3的圆做顺时针运法，50～100次（图34）。

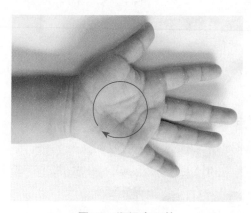

图34　顺运内八卦

（3）分手阴阳：施术者以两手拇指自小儿掌后横纹中间（总筋）向两旁分推 50～100 次（图 81）。

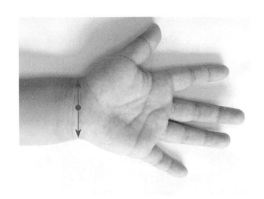

图 81 分手阴阳

（4）揉按风门：风门，位于背部，第 2 胸椎棘突下，旁开 1.5 寸，左右各一。用双手拇指指腹抵于穴位上揉按，100～150 次（图 82）。

（5）揉按肺俞：肺俞穴位于背部，第 3 胸椎棘突下，旁开 1.5 寸，右右各一。用双手拇指指腹抵于穴位上揉按，100～150 次（图 21）。

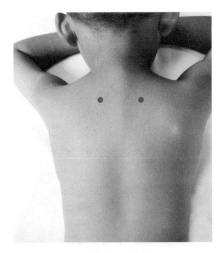

图 82 风门

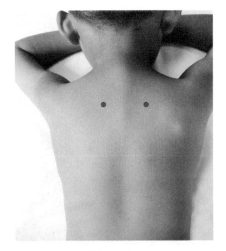

图 21 肺俞

2. 辨证加减

（1）虚汗证加予补脾经，揉按气海、揉按关元

1）补脾经：脾经，位于拇指桡侧缘或螺纹面。施术者以左手握住小儿

之手,同时以拇指、示指捏小儿拇指使之微屈,再以右手拇指桡侧缘自小儿拇指指尖推向指根,或顺时针旋推拇指螺纹面 100～300 次(图 32)。

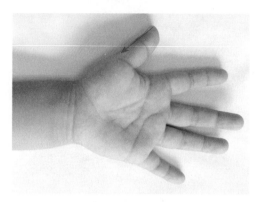

图 32　补脾经

2)揉按气海:气海,位于下腹部,当腹正中线上,脐下 1.5 寸。用拇指指腹抵于穴位上揉按,100～150 次(图 83)。

3)揉按关元:关元,位于下腹部,当腹正中线上,脐中下 3 寸。用拇指指腹抵于穴位上揉按,100～150 次(图 84)。

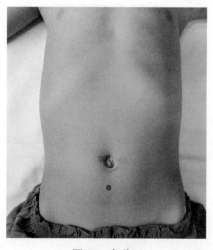

图 83　气海

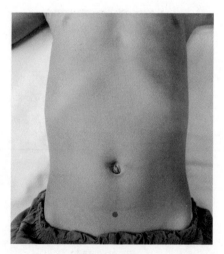

图 84　关元

(2)实汗证加予清心经、清天河水

1)清心经:施术者以拇指桡侧面着力,自小儿中指掌面指根向指尖方向直推,或逆时针旋推中指螺纹面 100～300 次(图 85)。

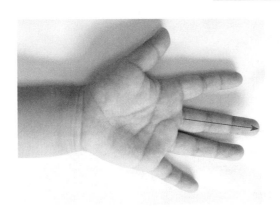

图 85　清心经

2）清天河水：天河水位于前臂内侧正中，腕横纹中点至肘横纹中点成一直线。施术者以拇指螺纹面或桡侧面着力，自小儿前臂掌侧正中从腕横纹直推至肘横纹 100～300 次（图 10）。

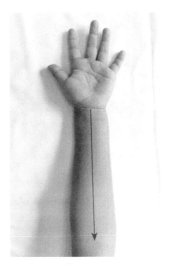

图 10　清天河水

（七）注意事项

注意不可见汗止汗，亦不可过早收敛或一味收敛，以免留邪。但若汗出过多，大汗淋漓者，则无论虚实均应敛汗治标为先。

十四、夜啼

(一)定义

夜啼是指婴儿入夜啼哭不安,时哭时止,或每夜定时啼哭,甚则通宵达旦,但白天如常的一种病证。又称为"儿啼""惊啼"。多见于新生儿及婴儿。

本节主要论述婴儿夜间不明原因的反复啼哭。由于发热、口疮、腹痛或其他疾病引起的啼哭,不属本病范围。

(二)病因病机

本病病因有先天因素和后天因素两方面。先天因素责之于孕母素体虚寒,恣食寒凉之品,或孕母性情急躁,恣食香燥辛热之物,遗患于胎儿;后天因素包括腹部受寒,体内积热,暴受惊恐。病位主要在心、脾。

1. 脾虚中寒　若乳母素体虚寒、恣食生冷,致小儿脾胃受寒,或因护理失宜,腹部中寒,以致寒伤内侵,凝滞气机,不通则痛,因痛而啼。由于夜间属阴,脾为至阴之脏,阴盛则脾寒更甚,寒凝气滞,气机不利,故入夜腹中作痛而啼。

2. 心经积热　若乳母恣食辛燥炙煿之物,火热内蕴,或婴儿护养过温,致火热内盛,均令体内积热,心火上炎,烦躁不安而啼哭。心主神明,主火属阳,心火过亢,夜间阴不能潜阳,故入夜不寐而啼。彻夜啼哭之后,阳气耗损而日间精神不振,故白天入寐,正气稍复,入夜又啼,反复不已。

3. 暴受惊恐　心藏神而主惊,小儿神气怯弱,智慧未充,若乍见异物,突闻异声,常致惊恐。惊则伤神,恐则伤志,神志不安,寐中惊惕,因惊而啼。

总之,本病常因寒、因热、因惊所致,病证属性有虚有实,而以实证居多。

(三)诊断要点

1. 常有腹部受寒、乳食积热或护养过温、暴受惊恐等病史。

2. 多见于新生儿或婴儿,入夜啼哭,不得安睡,时哭时止,或每夜定时啼哭,甚则通宵达旦,而白天如常。各项检查无异常。全身一般情况良好,排除因发热、口疮、肠套叠、寒疝等疾病引起的夜间啼哭。

（四）鉴别诊断

生理性啼哭与病理性啼哭相鉴别。

（五）治疗原则

调整脏腑的寒热虚实，是治疗夜啼的基本原则，使得脏气安和，寒热平衡。脾寒证以温脾散寒；心热证以清心导赤；惊恐证以镇惊安神为法治疗。

（六）推拿治疗

1.**基础推拿**　清肝经，顺运内八卦，捣揉小天心，揉按百会，揉按安眠。

（1）清肝经：施术者以拇指桡侧面着力，自小儿示指掌面指根向指尖方向直推，或逆时针旋推示指螺纹面 100～300 次（图 80）。

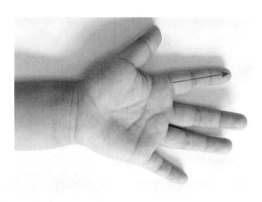

图 80　清肝经

（2）顺运内八卦：施术者以拇指螺纹面着力，以小儿掌心为圆心，从掌心至中指根横纹的 2/3 的圆做顺时针运法，50～100 次（图 34）。

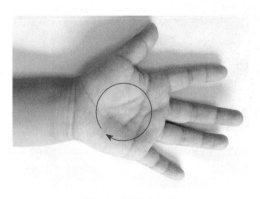

图 34　顺运内八卦

（3）捣揉小天心：小天心位于手掌根部，大鱼际与小鱼际相接的凹陷处。施术者以中指端着力，捣小儿手掌面大小鱼际交界凹陷处9次，然后再揉此处200次（图86）。

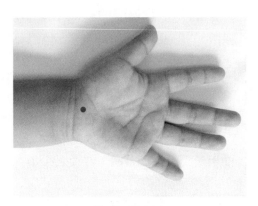

图86　小天心

（4）揉按百会：百会穴位于头顶正中线与两耳尖连线的交叉处，用示指或中指指腹揉按穴位3min（图87）。

（5）揉按安眠：安眠，位于翳风与风池两穴连线之中点。用示指或中指指腹揉按穴位3min（图88）。

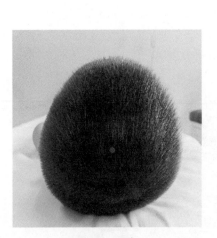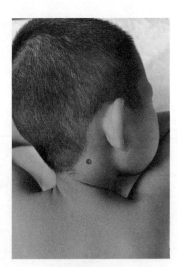

图87　百会　　　　　　　图88　安眠

2. 辨证加减

（1）脾寒证加予补脾经、摩腹

1）补脾经：脾经，位于拇指桡侧缘或螺纹面。施术者以左手握住小儿之手，同时以拇指、示指捏小儿拇指使之微屈，再以右手拇指桡侧缘自小儿拇指指尖推向指根，或顺时针旋推拇指螺纹面 100～300 次（图 32）。

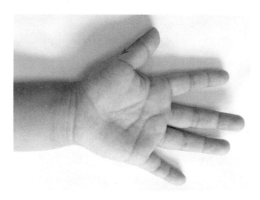

图 32 补脾经

2）摩腹：双掌重叠或单掌置于腹部。以肚脐为圆心，肚脐至剑突距离的 2/3 为半径作圆，逆时针摩腹 5min（图 46）。

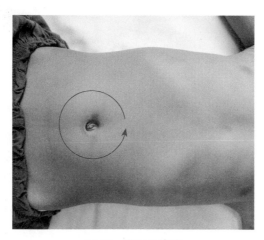

图 46 逆时针摩腹

（2）心热证加予清心经、清小肠

1）清心经：施术者以拇指桡侧面着力，自小儿中指掌面指根向指尖方向直推，或逆时针旋推中指螺纹面 100～300 次（图 85）。

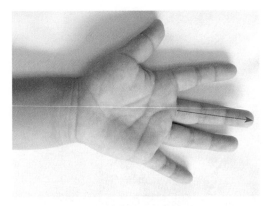

图 85　清心经

2）清小肠：小指尺侧边缘，由指根推向指尖成一条直线（图 56）。

（3）惊恐证加予揉按印堂、揉按太冲

1）揉按印堂：印堂，位于人体额部，在两眉头的中间。用拇指或示指指腹揉按穴位 2min（图 89）。

2）按揉太冲：在足背，第 1、第 2 跖骨间，跖骨底结合部前方凹陷中，用指甲或指节抵住穴位上，按揉 2min（图 90）。

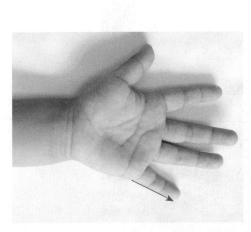

图 56　清小肠

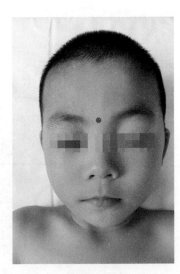

图 89　印堂

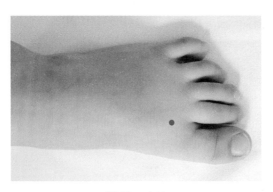

图 90 太冲

十五、肌性斜颈

（一）定义

肌性斜颈是以一侧胸锁乳突肌因肌纤维挛缩所致的疾病，以患儿头偏向患侧，下颏转向健侧为特征。小儿肌性斜颈多为先天性，多数患儿患侧胸锁乳突肌可触及硬结或包块。

本病临床较常见，若未早期诊断和治疗，不仅影响患儿颈部功能，还可引起颜面及眼裂的大小不对称，健侧枕部较患侧扁平，甚至可能继发胸段脊椎侧弯，从而对患儿的生理、心理造成不良影响。

（二）病因病机

本病发病机制尚不明确。其中，"宫内压迫学说"认为孕母长期偏侧卧姿势或固定姿势，或胎儿胎位不正，使局部异常高压，或动静脉堵塞，血液回流不畅等致局部缺血或瘀血，影响肌肉发育，或坏死纤维化；"产伤学说"是依据难产情况，推测其原因可能为外伤致局部炎症或损伤后肌肉退行性变和瘢痕化。

（三）诊断要点

1. **斜颈** 患儿头偏向患侧，下颏转向健侧。

2. **胸锁乳突肌包块** 通常在一侧胸锁乳突肌中下 1/3 处，可发现肿块，质地坚硬，呈梭形或椭圆形，可随胸锁乳突肌活动；随年龄增长，局部肌肉纤维化严重可导致畸形。另外，也有无明显包块的肌性斜颈，一般治疗周期则更长。

3. 颜面不对称　因患侧面部肌肉及斜方肌萎缩致眼裂变小,脸部明显瘦小,呈现左右不对称。

4. 头颈活动受限　严重者可致颈椎侧弯畸形。

（四）鉴别诊断

本病需与颈椎先天畸形等骨性斜颈、眼肌异常相鉴别。

（五）治疗原则

治疗原则为疏经通络,软坚散结。

（六）治疗方法

治疗方法分为非手术和手术治疗。

1. 非手术治疗（推拿治疗）　在1岁以内的婴幼儿肌性斜颈,推拿是首选治疗方式。

2. 手术治疗　超过1岁以上发现的肌性斜颈,或经保守治疗1年未改善者,应考虑手术治疗。患儿术后需用定制颈托固定,同时做颈部牵拉运动,以防粘连复发及再挛缩。

（七）推拿治疗

患儿取仰卧位,手法分别为揉法、拿捏法、牵拉法、旋转法,具体如下:

1. 揉法　施术者用示指、中指、环指三指揉患侧胸锁乳突肌,重点在肿块、条索状处操作,时间5min。

2. 拿捏法　施术者用拇指、示指、中指指腹捏拿患侧胸锁乳突肌,配合弹拨法往返操作,时间5min。

3. 牵拉法　施术者一手扶住患侧肩部,另一手扶住患儿头顶,使患儿头部渐渐向健侧肩部倾斜牵拉,幅度由小渐大,操作10～20次。

4. 旋转法　两腿挟持患儿大腿,一手托于下颏,另一手托其后枕部,将患儿头部偏向健侧,并使下颏旋向患侧（即与病理趋势相反）,后于旋转的极限位,适当停留后回原位,再旋转。反复操作约10次。

治疗时间根据月龄适当增减,通常1～3月龄小儿15min,3～6月龄小儿20min,6～12月龄小儿30min。每天治疗1次,10次为1个疗程,休息3天,再行下一个疗程。所需具体疗程视患儿病情决定。

（八）注意事项

推拿时注意手法和力度,以免达不到效果而错失治疗时期。斜颈患儿年龄通常较小,切忌暴力按摩,按摩需循序渐进,动作轻柔,通过与患儿玩耍以分散其注意力,增强依从性。

一定注意有意识地纠正小儿平时不正确的睡姿、抱姿等习惯以达到生活纠偏,巩固手法疗效。

十六、体弱质

小儿推拿治疗体弱质患儿,主要适应证:正常 42 天～6 周岁体弱儿。

(一)推拿治疗

1. **体位** 由家长抱着或平躺在治疗床上。

2. **推拿治疗取穴**

(1)偏心肝有余状态,清肝经、心经各 200 次,补脾经、肺经、肾经各 100 次,清天河水 200 次,清小肠 200 次。

(2)偏肺脾不足状态,补脾经、肺经、肾经各 300 次;捏脊 6 遍;推三关 100 次;揉板门 150 次。

3. **操作手法**

(1)补脾经

1)位置:拇指外侧缘或螺纹面。

2)操作:施术者以左手握住小儿之手,同时以拇指、示指捏小儿拇指使之微屈,再以右手拇指桡侧缘自小儿拇指指尖推向指根,或顺时针旋推拇指螺纹面 100～300 次(图 32)。

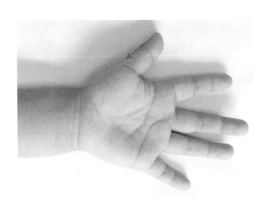

图 32 补脾经

（2）清（泻）肝经

1）位置：在示指掌面或螺纹面。

2）操作：施术者以拇指桡侧面着力，自小儿示指掌面指根向指尖方向直推，或逆时针旋推示指螺纹面100～300次（图80）。

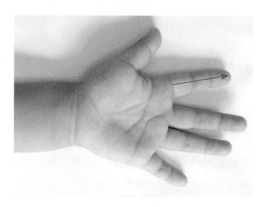

图80　清肝经

（3）清（泻）心经

1）位置：中指掌面或螺纹面。

2）操作：施术者以拇指桡侧面着力，自小儿中指掌面指根向指尖方向直推，或逆时针旋推中指螺纹面100～300次（图85）。

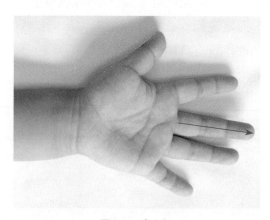

图85　清心经

（4）补肺经

1）位置：环指掌面或螺纹面。

2)操作:施术者拇指桡侧或螺纹面着力,自小儿环指掌面自指尖向指根方向直推或顺时针旋推环指螺纹面100～300次(图91)。

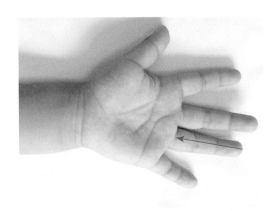

图91　补肺经

(5)补肾经

1)位置:小指掌面或螺纹面。

2)操作:施术者以拇指桡侧面着力,自小儿小指掌面指尖向指根方向直推,或顺时针旋推小指螺纹面100～300次(图79)。

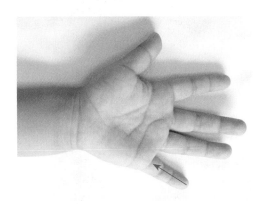

图79　补肾经

(6)揉板门

1)位置:手掌大鱼际处,或手掌大鱼际平面中点。

2)操作:施术者以拇指端或中指端着力,揉小儿手掌大鱼际最高点100～300次(图18)。

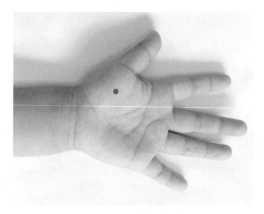

图18　板门

（7）捏脊

1）位置：后背正中线，自尾骶部到颈部大椎。

2）操作：施术者以拇指螺纹面与示指桡侧面相对用力，从尾椎骨端捏至大椎6遍。在捏脊的过程中，用力拎起肌肤，称为"提法"。每捏3次提一下，称"捏三提一法"（图33）。

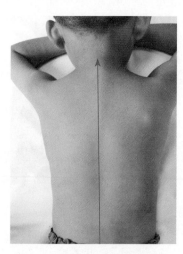

图33　捏脊

（8）清天河水

1）位置：前臂内侧正中线，自腕至肘成一直线。

2）操作：施术者以拇指螺纹面或桡侧面着力，自小儿前臂掌侧正中从腕横纹直推至肘横纹100～300次（图10）。

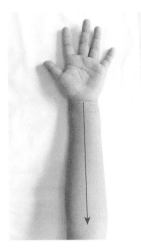

图 10　清天河水

（9）推三关

1）位置：前臂桡侧，腕横纹至肘横纹成一直线。

2）操作：用拇指或示指、中指指面自腕推向肘（图9）。

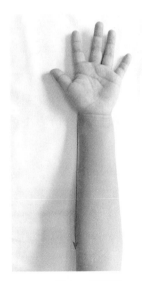

图 9　推三关

（10）清小肠

1）位置：小指尺侧边缘，自指端到指根成一直线。

2）操作：由指根向指尖方向直推 100～300 次（图56）。

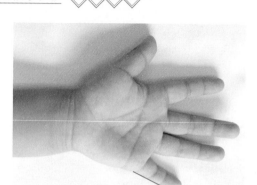

图 56　清小肠

（二）时间及疗程

每周 3 次,3 个月为 1 个疗程,半年为一阶段。

十七、脾虚质

"脾为后天之本",小儿生机蓬勃,生长发育旺盛,依赖脾胃运化需求较大,且饮食不知节制,易致脾胃负担过重而造成脾虚。故提出小儿脾虚质的推拿调理,其是指以小儿脾虚为主要特征表现的体质类型。

（一）判断依据

1. 个人史　有先天不足、喂养不当、调护失宜以及感受外邪等病史,或有药物损伤脾胃、其他脏腑疾病转化以及情志不调因素等。常有家族性脾虚质遗传史。

2. 体质表现　面色少华,形体虚胖或偏瘦,食欲欠佳,偏食或挑食,进食寒凉或食量较多即有胃肠不适,大便不调,毛发稀疏黄软,无光泽,肌肉松软,安静少动,精神不振,容易疲乏,出汗偏多,动则尤甚,舌质淡胖或舌质红,苔薄,脉细,指纹淡或紫滞。易患积滞、厌食、泄泻、便秘、贫血、感冒等疾病。

（二）辨体质

1. 小儿脾虚质体质分型

（1）脾气虚质:面色少华,形体偏瘦,肌肉松软,精神不振,懒言少动,食少纳呆,食后腹胀,动则多汗,大便溏薄,唇淡,舌质淡胖,苔薄白,脉细弱,指纹淡。

（2）脾阴虚质：体型偏瘦长，面色潮红，性情急躁，外向好动，畏热，手足心偏热，盗汗，寐欠安，大便正常或质干，小便短少，唇红质干，舌红少苔，脉细数，指纹紫。

（3）脾阳虚质：形体虚胖，肌肉松弛，面色偏白，性格内向，多静少动，精神不振，睡眠偏多，畏寒，手足不温，食少，喜热饮食，大便多溏，小便清长，舌质淡胖，苔薄白，脉细弱，指纹淡。

（4）脾虚肝旺质：形体偏瘦，面色稍黄，脾气急躁，易注意力不集中，纳呆，食后饱胀，喜食寒凉，口中气臭，寐欠安，大便干，小便黄，舌质红，苔薄黄，脉弦细，指纹紫滞。

2. 适于推拿的小儿脾虚质的体质类型　本节适用于脾气虚质、脾阴虚质、脾阳虚质、脾虚肝旺质的儿童。

（三）治疗原则

以健脾补虚，调理脏腑气血阴阳平衡为基本原则。

（四）推拿治疗

1. 脾气虚质

（1）功用：健脾益气。

（2）选穴：补脾经200～300次，摩腹3～5min，揉天枢100次，揉中脘100次，按揉脾俞、胃俞各100次，捏脊6次，按揉足三里100次。

（3）加减：伴见湿滞者可加清胃经，清大肠，揉板门；汗出多者加揉肾顶；食积者加顺运内八卦；食欲差者加掐揉四横纹。

2. 脾阴虚质

（1）功用：滋阴健脾。

（2）选穴：补脾经200～300次，揉二马100次，摩腹3～5min，按揉脾俞、肾俞各100次，捏脊6次，按揉足三里100次，按揉三阴交100次。

（3）加减：手足心热者加清心经，揉涌泉；大便干结者加运水入土，揉膊阳池；盗汗者加揉肾顶；食欲差者加掐揉四横纹。

3. 脾阳虚质

（1）功用：温阳健脾。

（2）选穴：补脾经200～300次，推三关100次，摩腹3～5min，揉关元

100 次,按揉脾俞、肾俞各 100 次,捏脊 6 次,按揉足三里 100 次。

(3)加减:发育迟缓者加补肾经;畏寒者加揉丹田(小儿推拿多指下腹部),揉命门;食欲差者加掐揉四横纹。

4.脾虚肝旺质

(1)功用:柔肝补脾。

(2)选穴:补脾经 200～300 次,清肝经 100 次,摩腹 3～5min,按揉脾俞、肝俞各 100 次,捏脊 6 次,按揉足三里 100 次,按揉太冲 100 次。

(3)加减:伴见心烦易怒,夜寐不实可加清心经,揉神门,揉小天心;食欲差者加掐揉四横纹。

(五)操作时间与疗程

1.操作时间　根据患儿年龄大小及体质强弱适当调整。每次操作总时间为:0～3 岁 10～15min、3～9 岁 15～20min、9 岁以上 20～30min。初次推拿者时间宜稍短。

2.推拿操作每日 1 次或隔日 1 次,5 次为 1 个疗程。

3.推拿操作不少于 4 个疗程,视病情轻重可增加疗程。

(六)穴位及经络示意图

1.神门　位于腕部,腕掌侧横纹尺侧端,尺侧腕屈肌腱的桡侧凹陷处(图 92)。

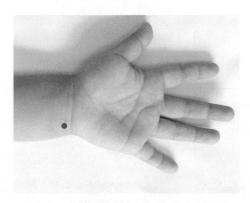

图 92　神门

2.天枢　肚脐旁开 2 寸,左右各一(图 93)。

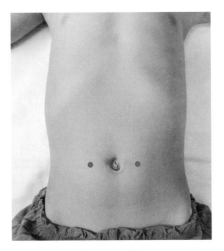

图 93 天枢

3. 肺俞 第 3 胸椎棘突下,旁开 1.5 寸(图 31)。

4. 心俞 第 5 胸椎棘突下,旁开 1.5 寸(图 31)。

5. 肝俞 第 9 胸椎棘突下,旁开 1.5 寸(图 31)。

6. 脾俞 第 11 胸椎棘突下,旁开 1.5 寸(图 31)。

7. 肾俞 第 2 腰椎棘突下,旁开 1.5 寸(图 31)。

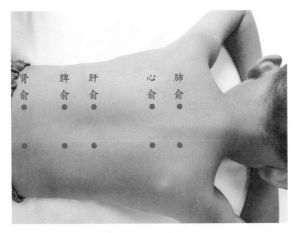

图 31 五背俞

8. 胃俞 位于第 12 胸椎棘突下,后正中线旁开 1.5 寸(图 94)。

9. 肾顶 位于小指顶端(图 95)。

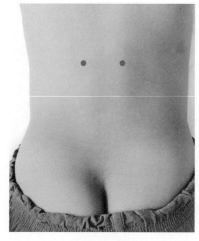

图 94 胃俞

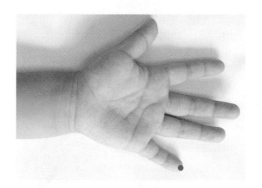

图 95 肾顶

10. 二马（二人上马） 手背第 4、第 5 掌指关节后凹陷处（图 19）。

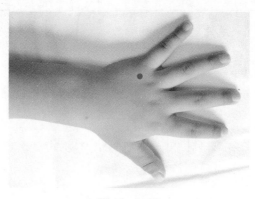

图 19 二马

11. 三阴交 足内踝上缘,当患儿手四横指处(图96)。

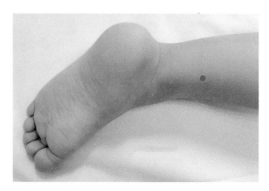

图 96 三阴交

12. 涌泉 足掌,前 1/3 与中 1/3 交界处的凹陷中(图 20)。

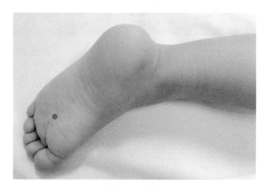

图 20 涌泉

13. 膊阳池(支沟) 手背,腕横纹上 3 寸,尺骨与桡骨之间(图 97)。

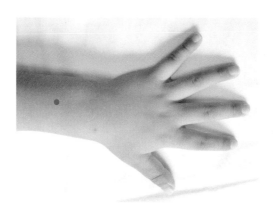

图 97 膊阳池

14. 关元　下腹部脐下三寸处（图84）。

15. 命门　位于第2、第3腰椎棘突间（图98）。

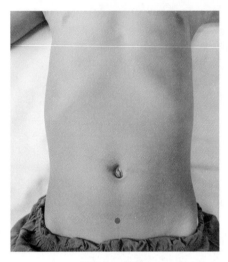
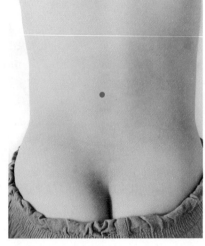

图84　关元　　　　　　　　　　　图98　命门

16. 小天心　位于手掌根部，大鱼际与小鱼际相接的凹陷处（图86）。

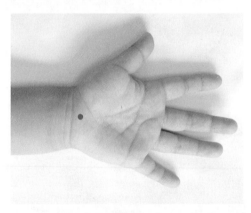

图86　小天心

17. 太冲　位于足背侧，第1、第2跖骨结合部之前凹陷处（图90）。

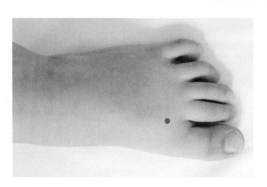

图90　太冲

（七）调护

1.锻炼身体,增强抵抗力,但应规避较强风寒刺激;调畅情志。

2.避免过食生冷、油腻、肥甘厚味及辛辣刺激性等食物;饮食适宜,避免偏食,适量多进食粗纤维食品,保持大便通畅。

3.适量进食补脾健胃之品,如薏苡仁、山药等,亦可适量口服健脾八珍糕等药食之品。

第二章　小儿穴位敷贴疗法

穴位敷贴是在中医理论指导下,在人体一定的穴位上敷贴药物,通过药物经皮吸收,刺激局部经络穴位,激发全身经气,以预防和治疗疾病的一种外治方法。

凡是临床上有效的方剂,一般都可以熬膏或者研末作为穴位敷贴用药以防治相应的疾病,也就是"外治之理,即内治之理,外治之药,亦即内治之药,所异者法耳"(《理瀹骈文》)。但与内服药物治疗相比,穴位敷贴治疗具有自己的特点。

第一节　小儿穴位敷贴

一、制剂用药

1. **通经走窜、开窍活络**　常用药物有冰片、麝香、丁香、薄荷、樟脑、皂角、乳香、没药、花椒、肉桂、细辛、白芷、姜、葱、蒜、韭等。此类药物具有芳香通络作用,能够率领群药开结行滞,直达病所,拔病外出。但此类药物易耗伤人体气血,不宜过量使用。

2. **刺激发泡类药物**　常用药物有生白芥子、斑蝥、毛茛、蒜泥、生姜、甘遂、威灵仙等。此类药物对皮肤具有一定的刺激作用,可使局部皮肤充血、起疱,能够较好地发挥刺激腧穴的作用,以达到调节经络脏腑功能的效果。但是对于皮肤娇嫩的儿童,尽量避免皮肤发疱效应,防止感染。如白芥子多炒制后使用,同样能够起到化痰开窍、透邪外出的作用。

3. **气味俱厚类药物**　常用药物有生半夏、附子、川乌、草乌、巴豆、生南星、苍术、牵牛、番木鳖、斑蝥、大戟等。此类药物气味俱厚，药力峻猛，有时甚至选用力猛有毒的药物。正如吴师机所云："膏中用药味，必得气味俱厚者方能得力。"这类药物在临床应用时，应注意掌握用量及敷贴时间，不宜用量过大，敷贴时间也不宜过长。

二、制剂的制备

药物制备过程应在无菌、清洁、常温环境下进行，或者在当地医疗机构的专用制剂室完成。将各药物按一定比例共研细末（过 80～120 目筛），新鲜生姜磨碎，再用纱布包裹过滤绞汁，或用榨汁机榨汁，用密闭容器保存在 4～8℃低温下，用时倒出（姜汁低温保存下不超过 48h，常温下暴露在空气中姜汁有效使用时间不超过 2h），把药末、姜汁按照一定比例（每 8g 药末加入 9ml 姜汁）调和，并制成直径 1～1.5cm，厚度约 0.5cm 大小的药饼。药饼质地干湿适中，用 5cm×5cm 胶布贴于穴位上。由医院药剂科对药材品种、加工、储存方法等方面进行质量控制，以保证药物质量稳定。

三、操作方法

敷贴时，采取患者舒适、医者便于操作的体位，施术者双手应用肥皂水或消毒液清洗干净，暴露敷贴部位，敷贴部位用 75% 乙醇或 0.5%～1% 碘伏棉球或棉签在施术部位消毒，将已制备好的药物直接贴压于穴位上，然后外覆医用胶布固定；或先将药物置于医用胶布粘面正中，再对准穴位粘贴。每次敷贴时间一般不要少于 30min，不超过 8h，儿童多为 2～4h。具体敷贴时间，应根据患者皮肤反应而定，一般以患者能够耐受为度。

终止敷贴后，可揭去药物，对于残留在皮肤的药膏等，可用消毒干棉球蘸温水或各种植物油，或液状石蜡轻轻揩去，不宜用汽油或肥皂等有刺激性物品擦洗。敷贴后局部皮肤可出现潮红、轻微瘙痒、轻微疼痛、暂时色素沉着等情况，均为药物的正常刺激作用，不需特殊处理，但应注意保持局部干燥，不要搔抓局部，也不要使用洗浴用品，防止对局部皮肤的进一步刺激。

四、注意事项

1.敷贴部位应尽量避开颜面五官部位、关节及大血管。

2. 在敷贴过程中患者如自觉贴药处有明显灼热、疼痛等不适,甚至贴药过程中或贴药后出现红肿、水疱等反应时应立即取下。皮肤出现水疱,可表面涂以湿润烧伤膏或紫草油等,任其自然吸收。水疱较大者,用碘伏消毒后,可先用消毒针从水疱下端挑破,排尽疱液,保留疱皮,或用一次性注射器抽出疱液,然后涂以湿润烧伤膏或紫草油等,湿润烧伤膏厚度约1mm,每6h涂抹1次,暴露创面,保持创面湿润,水疱破溃处也可涂以消炎软膏,以防感染。如果水疱中有脓性分泌物,或出现皮肤破溃、出血等现象,需到医院对症治疗。若出现全身性皮肤过敏症状者,应及时到医院就诊处理。

3. 敷贴时应减少运动,避免出汗,当天勿洗冷水澡及游泳,戒辛辣、海鲜、蘑菇、牛肉、韭菜等食物,并避免进食生冷食品,衣服宜宽松、透气性好;敷贴药物后注意局部防水。

4. 不适宜敷贴的人群　糖尿病,血液病,严重心、肝、肾功能障碍者慎用;艾滋病、结核病或其他传染病者慎用;瘢痕体质者慎用。敷贴局部皮肤有创伤、溃疡、感染或有较严重的皮肤病者,禁止敷贴。既往穴位敷贴后出现全身过敏者,禁止敷贴。

温馨提示:敷贴操作前,应根据情况向患儿及家长详细说明穴位敷贴治疗的注意事项、禁忌,施术后可能出现的异常情况和不良反应。

第二节　小儿穴位敷贴疗法特色应用

一、小儿反复呼吸道感染

(一)定义

小儿反复呼吸道感染是小儿时期常见病。小儿1年内上、下呼吸道感染次数频繁,超过一定范围的疾病,称为反复呼吸道感染。本病与古代医籍的体虚感冒相似。

(二)病因病机

本病病因主要是正气不足、卫外不固所致。其发病以虚证为主,主要责之肺、脾、肾三脏亏损,正气不足,卫外不固,导致反复外感。

（三）诊断标准与鉴别诊断

参照中华中医药学会《中医儿科常见病诊疗指南》中制定的反复呼吸道感染的诊断条件。

本病需与鼻鼽相鉴别。

（四）干预原则

温阳扶正,益气固表。

（五）药物选择

1. 主药　穴位敷贴主药可选用细辛、白芥子、甘遂、延胡索、生姜、肉桂。

2. 辅药　穴位敷贴辅药可选用鲜姜汁、冰片。

（六）穴位选择

大椎、定喘、膏肓、肺俞、脾俞、天突、膻中,建议每次敷贴选取 3～6 个穴位。

（七）时间与疗程

三伏贴与三九贴可选相同穴位。每伏或每九第 1 天开始贴,每间隔 2～3 天贴 1 次,每伏或每九贴 3 次。每次敷贴时间 2～4h。应白天敷贴,可视患儿的皮肤反应调整时间,以皮肤微红为宜。3 年为 1 个疗程。

（八）穴位及经络示意图

1. 大椎　位于后背正中线,第 7 颈椎棘突下凹陷中(图 43)。

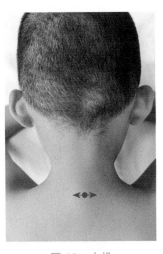

图 43　大椎

2. 定喘　俯卧位或正坐低头,穴位在背部,第7颈椎棘突下,旁开0.5寸处(图99)。

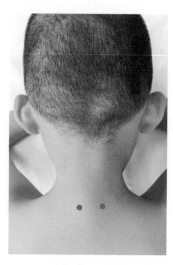

图99　定喘

3. 膏肓　第4胸椎棘突下,旁开3寸(图100)。

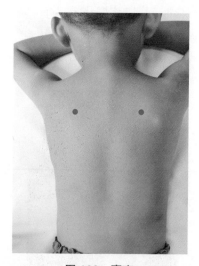

图100　膏肓

4. 肺俞　第3胸椎棘突下,旁开1.5寸(图31)。

5. 脾俞　第11胸椎棘突下,旁开1.5寸(图31)。

6. 天突　颈部,当前正中线,胸骨上窝中央(图101)。

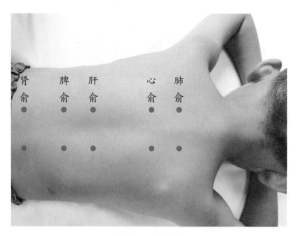

图 31 五背俞

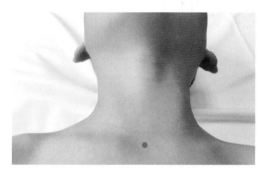

图 101 天突

7. 膻中 位于胸部,前正中线上,在两乳头之间(图 35)。

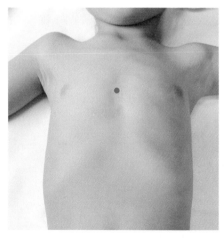

图 35 膻中

二、哮喘

小儿支气管哮喘定义、病因病机、诊断及鉴别诊断请参照第一章第二节四、哮喘。

（一）干预原则

以"春夏养阳"为主要理论依据，采用冬病夏治穴位敷贴的方法干预小儿哮喘。

（二）药物选择与配制

白芥子散（《张氏医通》）：生白芥子∶延胡索∶甘遂∶细辛 =2∶2∶1∶1

上药共研细末，用时取药末加 30%～50% 的新鲜生姜汁调成膏状，做成直径为 1.5～2.0cm、厚度为 0.3～0.5cm 的药饼，敷贴时可于药饼中心加少量的人工麝香或丁香。（为避免对小儿皮肤过强的刺激，现常用炒白芥子。）

（三）穴位选择

主穴：肺俞（双侧）、心俞（双侧）和膈俞（双侧）。

根据患儿的皮肤反应等情况可交替换用定喘（双侧）、膻中、大椎、天突、膏肓（双侧）、脾俞、肾俞。

每次 6～8 穴。

（四）时间与疗程

三伏天进行敷贴，于初伏、中伏和末伏的第 1 天各敷贴 1 次（如中伏为 20 天时可加贴 1 次）或三伏期间每 3 天敷贴 1 次。敷贴当天应白天敷贴，最佳时段为 09：00～13：00。

患儿皮肤娇嫩，敷贴时间不宜过长，一般 1～3 岁患儿敷贴时间为 30min 至 2h，3 岁以上患儿敷贴时间为 2～4h，初次敷贴时间宜稍短，视患儿的皮肤反应调整敷贴时间。连续敷贴 3 年为 1 个疗程。也可视哮喘病情轻重及疗效决定敷贴疗程。

（五）穴位及经络示意图

1. 肺俞　第 3 胸椎棘突下，旁开 1.5 寸（图 31）。

2. 心俞　第 5 胸椎棘突下，旁开 1.5 寸（图 31）。

3. 膈俞　第 7 胸椎棘突下，旁开 1.5 寸（图 64）。

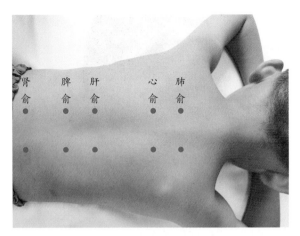

图 31　五背俞

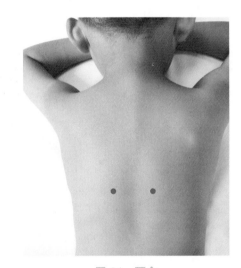

图 64　膈俞

4.定喘　俯卧位或正坐低头,穴位在背部,第 7 颈椎棘突下,旁开 0.5 寸处(图 99)。

5.膻中　位于胸部,前正中线上,在两乳头之间(图 35)。

6.大椎　位于后背正中线,第 7 颈椎棘突下凹陷中(图 43)。

7.天突　颈部,当前正中线,胸骨上窝中央(图 101)。

8.膏肓　第 4 胸椎棘突下,旁开 3 寸(图 100)。

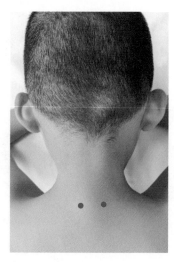

图 99　定喘

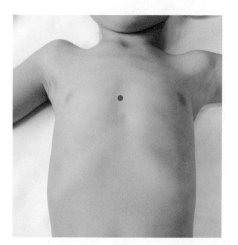

图 35　膻中

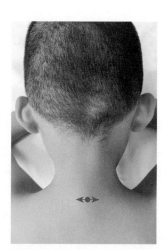

图 43　大椎

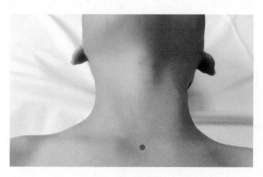

图 101　天突

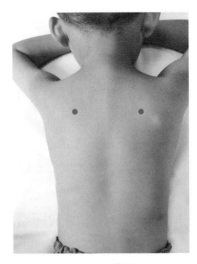

图 100　膏肓

9. 脾俞　第 11 胸椎棘突下,旁开 1.5 寸(图 31)。

10. 肾俞　第 2 腰椎棘突下,旁开 1.5 寸(图 31)。

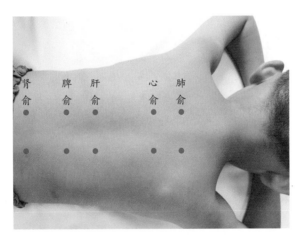

图 31　五背俞

第三章　小儿耳穴压豆疗法

第一节　小儿耳穴压豆

耳穴压豆疗法是使用较硬的王不留行籽、磁石等进行耳穴压贴以防治疾病的一种传统疗法。耳穴压豆疗法主要遵循耳针、辨证论治的原则,根据不同的临床表现,选择一定的穴位进行组合,以调整相应脏腑经络气血的功能,从而达到治疗疾病的目的。

一、操作方法

施术前应用 75% 乙醇或 0.5%～1% 碘伏棉球或棉棒搽拭施术部位。操作者按规范清洁、消毒双手。患儿常采用坐位,精神紧张者采用卧位。

施术时,根据患儿的情况选择不同的贴压材料,操作者一手固定患儿耳郭,另一手用镊子将贴有一丸状物(如药籽、磁珠等)的胶布对准穴位贴压。刺激耳穴时要在穴位处垂直逐渐施加压力,注意刺激强度。每天自行按压 3～5 次,每次每穴按压 30～60s,3～5 天更换 1 次,双耳交替。

二、注意事项

1. 操作前先进行望诊,以观察局部皮肤颜色、有无结节等异常表现,因此望诊前勿清洗消毒和按摩耳穴,以免出现假阳性或掩盖阳性反应物。

2. 湿热天气,耳穴压丸留置时间不宜过长。

3. 若耳穴敷贴时耳郭出现红、肿、热、痛、痒等炎性反应,提示耳郭过敏,出现炎性症状时应立刻停止治疗。若有感染,可于局部涂抹碘伏,每天

2次,直至痊愈。也可配合局部使用紫外线或氦-氖激光照射,每天1次,以控制感染。耳软骨膜炎可在严格消毒后以药物外敷,每天换药1次,必要时可配合抗生素合理治疗或请外科医师协助诊疗。治疗前应先观察患儿耳部皮肤有无破损、局部炎症等,如有发现则不宜继续进行治疗或使用对侧耳。对胶布过敏者,可用脱敏胶布代之。

4.耳穴压豆禁忌:脓肿、溃破、冻疮局部的耳穴禁用。

第二节　小儿耳穴压豆疗法特色应用

视疲劳

(一)定义

流行病学研究结果显示,23%学龄儿童有不同程度的视疲劳症状。视疲劳即由于各种病因使得人眼视物时超过其视觉功能所能承载的负荷,导致用眼后出现视觉障碍、眼部不适或伴有全身症状等以至于不能正常进行视作业的一组症候群。

(二)诊断标准

患儿的主观症状是视疲劳的关键,目前常见的视疲劳主观诊断指标如下:不耐久视,暂时性视物模糊,眼部干涩、灼烧感、发痒、胀痛、流泪,头痛、头晕,记忆力减退,失眠。因此,在明确视疲劳病因的前提下,用眼后出现上述症状即可诊断为视疲劳。

在明确诊断视疲劳和给予治疗之前必须通过各种检查找到引起视疲劳的病因。详细采集患儿病史,仔细记录主诉和感受,询问学习和生活环境。鉴别其病因是源于眼部或眼部之外的因素,若为前者,则需通过各种眼科的一般检查和专项检查明确为何种眼部因素;若为后者,则需及时转诊进行相应治疗。

(三)治疗原则

以滋补肝肾,养阴明目为基本治疗原则。

(四)干预方法

采用耳穴压豆干预学龄儿童视疲劳。

耳穴选取眼、目 1、目 2、心、肾、肝、胆、三焦、皮质下以及交感穴（图 102）。

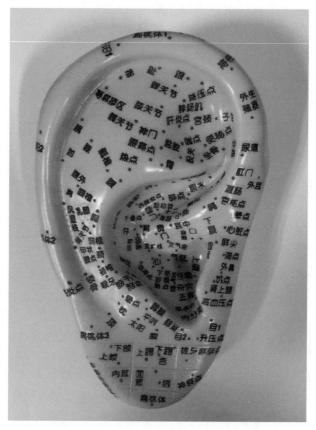

图 102 耳穴

第三节 小儿常见病耳穴选穴

1. 便秘 大肠、三焦、脾、腹、皮质下、肺、乙状结肠。

2. 遗尿 膀胱、尿道、脑垂体、肾、缘中、耳中。

3. 近视 脾、肾、目、眼、肝、屏间后。

4. 鼻炎 内鼻、肺、外耳、肾上腺、内分泌。

5. 过敏性鼻炎 内鼻、肺、外耳、肾上腺、过敏区、内分泌、耳尖、脾、肾。

6. 扁桃体炎 扁桃体、咽喉、内分泌、轮 6。

7. 支气管哮喘　肺、支气管、交感、肾上腺、平喘、过敏区、内分泌、神门、枕、肾、胸。

8. 抽动障碍　皮质下、神门、心、肝、肾、脾、交感、脑点、抽动穴、内分泌。伴喉中异声者,加咽喉穴。

9. 单纯性肥胖　脾、胃、三焦、内分泌、皮质下。

10. 小儿厌食　胃、脾、肝、小肠、大肠、胰胆、三焦。

11. 反复呼吸道感染　肺、脾、肾、气管、内鼻、咽喉。

第四章　小儿刮痧疗法

刮痧疗法是以中医经络学说为理论依据,用器具在人体的穴位、经脉、皮肤和病变部位反复刮拭,通过疏通经络、行气活血、调和脏腑来治疗疾病的一种方法。现代研究认为,刮痧疗法刺激了神经末梢,具有疏导、兴奋、调节神经的作用,促进体表血液循环和新陈代谢,因而具有一定的治疗效果。

第一节　小儿刮痧

一、操作方法

施术前需准备治疗盘、刮具、治疗碗(内盛少量温开水,或植物油如豆油),薄布1块。刮具包括软质刮具和硬质刮具,软质刮具如棉纱线、八棱麻;硬质刮具为刮痧板。将刮具、薄布冲洗后浸泡在消毒液中15～20min,消毒后冲洗干净,晾干备用。医师双手用肥皂水清洗干净。小儿暴露刮痧部位,用温热毛巾擦洗刮痧部位皮肤,将刮具蘸少量温开水或植物油。

施术时,医师手持软质刮具或刮痧板。刮拭时,刮痧板的1/3边缘接触皮肤,刮痧板向刮拭的方向倾斜30°～60°,以45°应用最为广泛。利用腕力持刮具多次向同一方向刮拭,有一定的刮拭长度。这种刮法适用于身体比较平坦的部位、经络和穴位。婴幼儿亦可选用间接刮法:先在小儿施术部位放一层薄布,然后再用刮具在薄布上以每秒2次的速度,朝一个方向快速刮拭,每处刮拭20～40次,随即掀开布检查,如皮肤出现痧痕则停止,再换另一处。

二、注意事项

1. 小儿皮肤薄嫩,常用软质刮具刮痧。如使用硬质刮具,施力要适当,以见到痧点为度。如刮痧时患儿疼痛难忍,或年幼而不能配合者则不用此法。

2. 正确的刮拭方法,应始终保持按压力,力度大小可根据小儿体质、病情及承受能力决定。每次刮拭应速度均匀,力度平稳,不要忽轻忽重、头轻尾重或头重尾轻。在骨骼凸起部位按压力应较其他部位适当减轻。

3. 刮拭时,要有对肌肤向下的按压力,需使刮拭的作用力传导到深层组织,才有治疗的作用。刮痧最忌不使用按力,仅在皮肤表面摩擦,这样反复摩擦会形成表皮水肿。

4. 在刮拭经络时,应有一定的刮拭长度,4～5cm,如需要治疗的经脉较长,可分段刮拭。

5. 刮痧时,要顺着一个方向刮,不可来回刮,刮完一处之后,再刮另一处,不可无顺序地刮拭。刮痧时间一般每个部位刮3～5min,至皮肤出现"痧痕"为止。对于一些不出痧或出痧少的小儿,不必强求出痧,以小儿感到舒服为原则。

6. 遇到病变反应较严重的经穴或穴区,刮拭反应较大时,为缓解疼痛可先刮拭其他经穴处。该处稍缓解后再继续治疗。

7. 刮痧过程中,如果小儿出现严重不适、烦闹不安而不能控制时,则停止治疗。

8. 刮痧禁忌

（1）白血病、原发免疫性血小板减少症、过敏性紫癜及各种出血性疾病患儿慎用。

（2）全身水肿、皮肤感染、皮肤溃烂、皮肤损伤、出疹性疾病患儿禁用。

（3）婴幼儿无法配合治疗者不用。

第二节　小儿刮痧疗法特色应用

一、阳热质

（一）体质辨识

精神亢奋，面赤唇红，手足心热，眼眵多，多汗，口渴喜饮，有口气，睡眠不宁，磨牙，大便干结臭秽，小便黄，舌质红苔黄。性格急躁，易患咽喉炎、口疮、积滞、热性病症，不耐炎热气候。

（二）干预原则

以泄热消滞，调理脏腑气血阴阳平衡为基本原则。

（三）干预方法

操作方法与步骤：

1. 器械准备：刮痧板、刮痧油、纸巾。

2. 小儿取俯卧位，刮大椎及两侧膀胱经（脊柱旁开1.5寸）。

3. 暴露刮痧部位，在刮拭的皮肤上涂抹刮痧介质。

4. 从上向下刮拭大椎及两侧膀胱经。

5. 根据患儿的内热程度灵活掌握刮拭的力度、角度、时间，以微微起痧为度。

6. 刮痧结束用纸巾将刮拭部位的刮痧介质擦拭干净。

（四）治疗时间与疗程

一次刮痧时间为5～10min，刮痧间隔一般为3～6天，以皮肤上痧斑消退为标准。3次为1个疗程。

（五）穴位及经络示意图

大椎：位于后背正中线，第7颈椎棘突下凹陷中（图43）。

刮拭背部膀胱经位置在脊柱左右旁开1.5寸处（图103）。

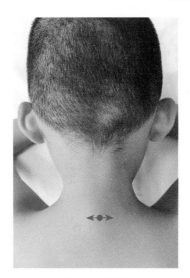

图 43　大椎

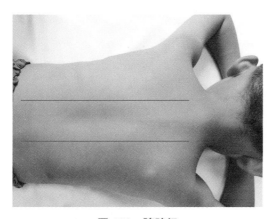

图 103　膀胱经

二、小儿外感发热

(一)定义

小儿外感发热是感冒引起的发热症状,常伴有恶寒、头痛、咳嗽、咽部不适(咽痒或咽痛)、喷嚏、鼻塞、流涕等表现,居小儿常见病证之首。一年四季均可发病,多发于气候突变、寒热失调之时。本病起病急,传变快,易因热而致惊厥等。刮痧治疗小儿外感发热是通过刮拭刺激经络穴位,达到疏通经络、解表发汗的退热作用。

（二）常用部位选择

夹脊穴与膀胱经上选取肺俞至三焦俞之间段（图104）。

其他穴：大椎、肩井、三关、六腑、天河水。

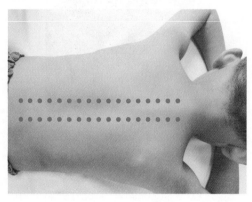

图104　夹脊穴

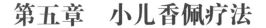

第五章　小儿香佩疗法

　　香佩疗法是在中医理论指导下,将有芳香气味的中药装入香囊内,佩戴在小儿身上,通过药物挥发的芳香气味来防治疾病的一种方法,为中医外治法之一。现代研究认为,香囊的气味自呼吸道吸入,具有增强免疫力、抑菌、抗病毒和促进血液循环等作用。

　　适应证:以阳虚质、气虚质、痰湿质为主的儿童患有以下疾病:感冒、反复呼吸道感染等肺系疾病;手足口病、水痘、流行性感冒、流行性腮腺炎等时行疾病;厌食、泄泻等脾系疾病。

第一节　香囊制备与佩戴

一、常用药物

　　1. 预防肺系疾病　山奈、肉桂、苍术、藿香、艾叶、冰片、石菖蒲等。药物比例:除冰片外,药物等量,冰片用量为其他单味药药量的 1/5。

　　2. 预防时行疾病　藿香、苍术、山奈、艾叶、肉桂、佩兰、冰片等。药物比例:除冰片外药物等量,冰片用量为其他单味药药量的 1/5。

　　3. 预防脾系疾病　苍术、肉桂、小茴香、白豆蔻、砂仁、丁香、艾叶等。药物比例:等份比。

二、制备方法

　　1. 香囊中每味中药磨制前应洁净、去杂质,分开磨制至 60～80 目。冰片不应磨制,与其他磨制后的药物一起搅拌混匀即可。香囊每袋药粉以

5～10g 为宜,脾系疾病可适当加大药物剂量,可添加棉花类使整个香囊更加饱满、美观。使用冰片时,应注意用法用量,避免其不良反应。

2. 香囊内囊(药包)应选用桃花纸等符合透气性强、柔软、不漏粉要求的材质。香囊外袋应选用透气、柔软、不易脱色的材质,在使用上方便内囊的更换,且尽量符合儿童审美。脾系疾病香囊可采用肚兜形式。

3. 香囊储藏时应密封包装;密封包装袋内应附香囊说明书。香囊说明书应注明以下内容:适应证、主要中药处方、佩戴方法、禁忌证、不良反应及处理方法、注意事项。

三、佩戴方法

1. 若预防肺系及时行疾病,可将香囊白天佩戴在胸前,膻中穴附近,睡觉时放在枕边。若预防脾系疾病,可将香囊白天佩戴在神阙穴,晚间睡觉时放在枕边。香囊连续佩戴 1～3 个月,可根据病情需要适当调整。内囊宜 1～2 周更换 1 次。

2. 佩戴香囊后,个别儿童可能出现以下不良反应:如咳嗽、喘息、喷嚏、鼻痒、呼吸急促、心慌、胸闷;皮疹、皮肤瘙痒、红肿;恶心、呕吐、头晕等。出现以上不良反应应停止佩戴香囊,必要时赴医院就诊。

3. 佩戴香囊需注意:香囊仅限外用,避免发生误食等意外情况;若用挂绳佩戴应避免牵拉,防止意外发生;佩戴时注意观察患儿有无过敏表现;香囊佩戴期间注意保持香囊干燥,洗澡前将香囊取下;避免香囊受阳光直晒。

四、使用禁忌

1. 阴虚质、内热质、特禀质儿童。

2. 对香囊中药成分过敏者。

3. 佩戴部位局部皮损者。

4. 严重心、肝、肾功能不全或有其他重要脏器疾病者。

第二节 小儿香佩疗法特色应用

小儿反复呼吸道感染

小儿反复呼吸道感染定义、病因病机、诊断及鉴别诊断同前。

（一）干预原则

主要以"芳香辟邪"为理论依据，采用药物香佩疗法干预小儿反复呼吸道感染。

（二）药物选择

常用药物：苍术、肉桂、防风、山柰、艾叶、佩兰、藿香。

将上药研成细末，过 80 目筛，每次取药 6～10g，置于袋中。

可酌情添加冰片、薄荷（脑）。

（三）佩戴方法

1. 1～2 岁小儿日间可将香囊固定于身上。

2. 2～14 岁小儿日间可将香囊固定于胸前（近膻中穴）。

3. 夜间不佩戴，建议将香袋置于枕边。

（四）时间与疗程

1. 一般选择冬、春季节或呼吸道感染流行季节进行香佩疗法，可连续佩戴香囊 1～3 个月，并根据疾病流行情况适当调整。

2. 香囊内药物的更换频率为 5～7 天。

第六章 小儿中药药浴疗法

中医药浴疗法是中医药文化宝库中一颗璀璨的明珠,其历史悠久,可追溯至远古时代,早在《黄帝内经》中就有"摩之浴之"的论述。中医药浴疗法是以"外治之理即内治之理,外治之药即内治之药"的中国传统医学理论为依据,以脏腑经络理论为指导,将中药煎煮后,利用蒸汽熏蒸,再用药液淋洗,浸浴全身或局部患处的一种治疗疾病的方法,达到疏通腠理、发表达邪、清热渗湿、解毒止痒、补益脏腑、平衡阴阳的作用,是中医学外治疗法的重要组成部分。

小儿中药药浴疗法特色应用

胎黄

(一)定义

胎黄是以婴儿出生后皮肤面目出现黄疸为特征的一种病证,因与胎禀因素有关,故称"胎黄"或"胎疸"。"胎黄"首见于《诸病源候论·胎疸候》:"小儿在胎,其母脏气有热,熏蒸于胎,至生下小儿,体皆黄,谓之胎疸也。"明确指出了胎黄的发生与孕母的体质、胎热及湿热等因素有关。

西医学称胎黄为新生儿黄疸,包括新生儿生理性黄疸和病理性黄疸,如母乳性黄疸、溶血性黄疸、胆管畸形、胆汁淤积、肝细胞性黄疸等。

(二)病因病机

本病病因主要分为内因和外因,内因为胎儿禀受孕母内蕴湿热之毒或阳虚寒湿之邪;外因为婴儿在胎产之时或出生之后,感受湿热或寒湿之邪。

本病病位主要在脾、胃、肝、胆。病机为脾胃湿热或寒湿内蕴,肝失疏泄,胆汁外溢而致发黄,日久则气滞血瘀。

1. 湿热郁蒸　孕母素体湿盛或内蕴湿热之毒,遗于胎儿。或胎产时出生后,婴儿感受湿热邪毒所致。小儿脏腑娇嫩,形气未充,感受湿热之邪,蕴结脾胃,阻滞气机,脾不健运,肝失疏泄,胆汁外溢而致面目、皮肤发黄。热为阳邪,故黄色鲜明,属阳黄之候。若湿热化火,邪陷厥阴,则出现神昏、抽搐之危象;若正气不支,气阳虚衰,可致虚脱危证。

2. 寒湿阻滞　小儿先天禀赋不足,脾阳虚弱,湿浊内生;或出生后为湿邪所侵,湿从寒化,寒湿阻滞,气机不畅,致肝失疏泄,胆汁外溢而致发黄。寒为阴邪,故黄色晦暗,属阴黄之候。

3. 瘀积发黄　部分小儿禀赋不足,脉络阻滞,或湿热、寒湿蕴结肝经日久,气机不畅,肝胆疏泄失常,气血郁滞,脉络瘀积而发黄。其黄色晦暗,伴肚腹胀满,右肋下结成痞块。

此外,还可由于先天缺陷,胆道不通或阻塞,胆汁不能循经疏泄,横溢肌肤,导致胎黄。

(三)诊断要点

1. 孕母有内蕴湿热之毒或阳虚寒湿,或溢用药物病史,或患儿胎产之时有感受湿热或寒湿病史。

2. 黄疸出现早(出生24h内),发展快,黄色明显,也可消退后再次出现,或黄疸出现迟,持续不退,日渐加重。肝脾可见肿大,精神倦怠,不欲吮乳,大便或呈灰白色。

3. 实验室检查

(1)血清胆红素、黄疸指数显著增高。

(2)尿胆红素阳性,尿胆素原试验阳性或阴性。

(3)母子血型测定,可检测因 ABO 或 Rh 血型不合引起的溶血性黄疸。

(4)肝炎综合征应做肝炎相关抗原抗体系统检查。

(四)鉴别诊断

需要鉴别生理性黄疸和病理性黄疸。

1. 生理性胎黄的特点

（1）一般情况良好。

（2）足月儿生后 2～3 天出现黄疸,4～5 天达高峰,5～7 天消退,最迟不超过 2 周;早产儿黄疸大多在生后 3～5 天出现,5～7 天达高峰,7～9 天消退,最长可延迟到 3～4 周。

（3）每日血清胆红素升高 <85μmol/L（5mg/dl）或每小时 <0.5mg/dl。

（4）血清总胆红素足月儿 <221μmol/L,早产儿 <257μmol/L。

2. 病理性胎黄的特点

具备以下任何一项:

（1）生后 24h 内出现黄疸。

（2）足月儿血清总胆红素足月儿 >221μmol/L,早产儿 >257μmol/L,或每日上升 >85μmol/L（5mg/dl）或每小时 >0.5mg/dl。

（3）黄疸持续时间长,足月儿 >2 周,早产儿 >4 周。

（4）黄疸退而复现。

（5）血清结合胆红素 >34μmol/L（2mg/dl）。

（五）治疗原则

生理性黄疸可自行消退,无需干预。病理性黄疸的治疗以祛湿退黄为原则。

（六）干预方法

中医药浴联合推拿疗法

本节推荐的干预方法适合湿热证胎黄患儿。

1. 药浴基本方药组成　茵陈、栀子、藿香等。

2. 操作方法与步骤

（1）评估患者

1）核对患儿姓名。

2）向患儿家属解释,取得配合,询问、了解患儿的身体状况,既往史。

3）评估患儿皮肤。

（2）自身准备:着装整洁,摘掉胸牌、手表等,洗手消毒。

（3）环境准备:关闭门窗,调节室温为 24～26℃,湿度 50%～60%。

（4）用物准备:煎好的中药药液,一次性药浴袋,消毒小毛巾和浴巾,消毒棉签,水温计,海绵垫,小水勺。

(5)操作前准备:检查水温计、药浴袋是否完好,消毒棉签、毛巾等是否在有效期内,中药无变质,无漏药。

(6)操作

1)将海绵垫放入浴缸,套上一次性药浴袋,放入熬煎好的中药药液(浓度在1%~5%),放热水。

2)放入水温计,在水温计监测下调节水温,使温度一般在37~40℃。

3)给患儿褪去衣物(观察患儿全身皮肤有无破损),将患儿轻轻放入稀释的中药浴液中,双手和肚子用小毛巾覆盖,用小水勺淋中药浴液。

4)整个过程中应观察水温(及时添加热水),以及患儿的皮肤、面色等情况,药浴时间一般在15~20min,药浴结束后用浴巾包裹,擦干全身。

5)药浴后进行推拿:补脾经,清胃经,补大肠经,清小肠经,清肝经,补肾经,清天河水,推三关,揉丰隆穴,揉涌泉穴,揉脊。

(七)禁忌证

1. 有重大疾病的患儿。

2. 当天有抽血、打针或皮肤破损的患儿。

3. 大汗、饥饿、过饱或过度疲劳的患儿。

4. 对中药过敏的患儿。

(八)注意事项

1. 注意药液的温度,以防烫伤,注意保暖。

2. 药浴的时间不宜过长。

3. 推拿手法熟练、用力均匀、动作轻柔、深透平稳,而且要求掌握好推拿的时间、次数、强度等规律。

4. 在治疗过程中要注意保护患儿安全,防止患儿摔伤。

(九)调护

1. 婴儿出生后应密切观察黄疸情况,了解黄疸出现时间及消退时间,一旦发生黄疸应尽早治疗,观察黄疸色泽变化,了解黄疸的进退。

2. 护理黄疸患儿,应适当给予光照,不应避光,适当光照对黄疸的消退有积极作用。

第七章 小儿拔罐疗法

拔罐是以罐为工具,利用燃烧、抽吸、蒸汽等方法造成罐内负压,使罐体吸附于穴位或体表的一定部位,以产生良性刺激,达到调整机体功能、防治疾病为目的的外治方法。小儿拔罐疗法是中医特色疗法之一,在儿科临床有着广泛的应用,在治疗小儿肺系疾病、脾胃疾病等方面具有显著疗效。

第一节 小儿拔罐

一、操作方法

1. 拔罐前准备

施术前需根据小儿年龄大小、病证、操作部位的不同选择不同材质、大小的罐具。罐体应完整无损,罐口光滑无毛糙,罐内壁清洁无污物。玻璃罐用 2000mg/L 的 84 消毒药液浸泡或 75% 乙醇棉球搽拭。

拔罐的部位一般不需要消毒。施术前医师双手用肥皂水清洗干净。根据病症选取适当的治疗部位。以肌肉丰厚处为宜,常取背、腹、胸、腰、臀部、四肢近端等部位。施术前应备齐器具。

对患儿做好心理护理,说明治疗的意义和注意事项,进行精神安慰与鼓励,消除患儿的紧张恐惧情绪,使患儿及家长能积极主动配合操作。学龄期之前的患儿由家长协助固定好拔罐部位。

2. 操作手法

施术时用止血钳或镊子夹住 95% 乙醇棉球,一手握罐体,罐口朝下,将棉球点燃后立即伸入罐内摇晃数圈后随即退出,迅速将罐扣于治疗部位。将吸拔在皮肤上的罐具留置一定时间,使局部皮肤潮红,甚或呈紫红色后再将罐具取下。起罐时,一手握住罐体腰骶部稍倾斜,另一手拇指或示指按压罐口边缘的皮肤,使罐口与皮肤之间产生空隙,空气进入罐内,即可将罐起下。

二、治疗时间及疗程

留罐时间可根据患儿年龄、病情、体质等情况而定。一般留罐时间为5～15min,若肌肤反应明显、皮肤薄弱的儿童则留罐时间应较短。拔罐治疗的间隔时间,按局部皮肤颜色和病情变化决定。同一部位拔罐一般隔日1次。急性病以痊愈为止,一般慢性病以5次为1个疗程。两个疗程之间应间隔2天(或等罐斑痕迹消失)。

三、施术后处理

拔罐后,拔罐处若出现局部发红,或点片状紫红色瘀点、瘀斑,或兼微热痛感,片刻后消失,恢复正常皮色,皆是拔罐的正常反应,一般不需处理。若罐斑处微觉痛痒,不可搔抓,数日内自可消退。起罐后如果局部出现小水疱,注意不要擦破,可以自然吸收。若水疱过大,可由医师用一次性消毒针从疱底刺破,放出水液后,再用消毒敷料覆盖。若有出血,应用消毒棉球搽拭干净,压迫片刻。若皮肤破损,应常规消毒,并用无菌敷料覆盖其上。

四、注意事项

拔罐疗法一般用于学龄前期及以上年龄儿童;幼儿慎用,需用者尽量不用火罐、水罐,可用橡胶罐、塑料罐;婴儿一般不用。根据患儿年龄大小选择直径大小不同的罐具。拔罐前充分暴露应拔部位,有毛发者剃去,操作部位应注意防止感染。选好体位,幼儿期、学龄前期患儿一般采用卧位,家长要协助医师防止患儿乱动。患儿体位应舒适,局部宜舒展、松弛,勿移动体位,以防罐具脱落。体质虚弱患儿及初次接受拔罐者,拔罐数量宜少,留罐时间宜短。起罐操作时不可硬拉或旋转罐具,否则会引起疼痛,甚至损伤皮肤。拔罐手法要熟练,动作要轻、快、稳、准。

用于燃火的乙醇棉球,不可吸含乙醇过多,以免拔罐时滴落到患儿皮

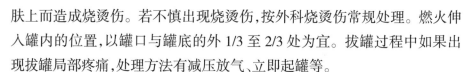

肤上而造成烧烫伤。若不慎出现烧烫伤,按外科烧烫伤常规处理。燃火伸入罐内的位置,以罐口与罐底的外 1/3 至 2/3 处为宜。拔罐过程中如果出现拔罐局部疼痛,处理方法有减压放气、立即起罐等。

拔罐过程中若出现头晕、胸闷、恶心欲呕,肢体发软,冷汗淋漓,甚者瞬间意识丧失等晕罐现象,处理方法是立即起罐,使患儿呈头低脚高卧位,必要时可饮用温开水或温糖水,或掐人中等。密切观察面色、血压、心率变化,严重者按晕厥处理。

五、拔罐禁忌

1. 接触性传染病,过敏性紫癜、免疫性血小板减少症、白血病及血友病等出血性疾病。

2. 出疹性疾病、皮肤高度过敏、传染性皮肤病,皮肤肿瘤(肿块)部位、皮肤溃烂部位。

3. 心尖区体表大动脉搏动处、急性外伤性骨折、静脉曲张处。

4. 瘰疬、疝气处及水肿部位。

5. 眼、耳、口、鼻、前阴、后阴等五官九窍部位。

第二节　小儿拔罐疗法特色应用

小儿咳嗽变异性哮喘

(一)定义

小儿咳嗽变异性哮喘是一种特殊类型的哮喘,咳嗽是其唯一或主要临床表现,无明显喘息、气促等症状或体征,但有气道高反应性。古代医籍无此病名,可参见于中医现代文献"哮咳""风咳"等。

(二)病因病机

哮喘的病因既有外因,也有内因。内因责之于先天禀赋有异,素体肺、脾、肾三脏功能不足,痰饮留伏于肺,成为哮喘之夙根。外因责之于感受外邪,接触异物、异味以及嗜食咸酸等,其中感受外邪是最常见的诱因。

关于本病发作之病机,因于外感风寒,或内伤生冷,或素体阳虚、寒痰内伏者,发为寒性哮喘;因于外感风热,或风寒化热,或素体阴虚、痰热内伏者,发为热性哮喘。若是风痰恋肺未消气逆未平,肺脾肾亏虚之证已显,又成虚实夹杂之证。哮喘患儿,本为禀赋异常、肺脾肾三脏不足之体质,反复发作,又常导致肺之气阴耗伤、脾之气阳受损、肾之阴阳亏虚。发作期以邪实为主,缓解期邪实正虚,稳定期以正虚为主,形成三期邪正虚实演变转化的复杂证候。

（三）诊断要点

1. 持续咳嗽超过 4 周,通常为干咳,常在夜间和 / 或清晨发作,运动、遇冷空气后咳嗽加重,临床上无感染征象或经过较长时间抗菌药物治疗无效。

2. 支气管舒张剂诊断性治疗咳嗽症状明显缓解。

3. 肺通气功能正常,支气管激发试验提示气道高反应性。

4. 有过敏性疾病病史,以及过敏性疾病阳性家族史,过敏原检测阳性可辅助诊断。

5. 除外其他疾病引起的慢性咳嗽。

（四）鉴别诊断

需与小儿咳嗽变异性哮喘鉴别的病种:支气管炎、胃食管反流、慢性上气道咳嗽综合征、嗜酸性粒细胞支气管炎等。

（五）治疗原则

本病治疗原则为消风止咳固本。发作期以咳嗽为主要表现,风寒袭肺治以疏风散寒,解痉止咳;风热袭肺治以疏风清热,解痉止咳;缓解期患儿咳嗽明显减轻,痰多为主要表现,治以健脾化痰止咳;稳定期治以益气固本截痰。

（六）拔罐疗法

取穴:定喘、风门、肺俞、膈俞、天突。建议操作方法:充分暴露患儿上半身皮肤,患儿取坐位或俯卧位,选择适合大小的火罐,利用燃烧酒精棉球使火罐呈负压状态后迅速扣置于穴位,3～5 岁患儿留置 1～3min,6 岁及以上患儿留置 5～8min。每隔 2 天操作 1 次,3 次为 1 个疗程。本疗法适用于 3 岁以上发作期、缓解期的患儿。

第三节　小儿常见病拔罐选穴

1. 肺炎喘嗽　肺俞、脾俞、肺部湿啰音密集处。

2. 支气管炎　肺俞、大椎、风门。

3. 功能性腹痛　神阙、中脘、气海、脾俞、胃俞。

4. 慢性荨麻疹、小儿湿疮　神阙、大椎、脾俞、肺俞、曲池、风市等。

附录　主要参考标准与专家共识

1. 中华人民共和国国家标准

GB/Z 40893.5—2021 中医技术操作规范　儿科　第 5 部分:小儿拔罐疗法.国家市场监督管理总局,中国国家标准化管理委员会,2021.

2. 中华中医药学会团体标准

T/CACM 1082—2018 中医治未病技术操作规范小儿推拿.中华中医药学会,2018.

T/CACM 1090—2018 中医治未病技术操作规范穴位敷贴.中华中医药学会,2018.

T/CACM 1088—2018 中医治未病技术操作规范耳穴.中华中医药学会,2018.

T/CACM 1177—2019 中医儿科临床诊疗指南小儿咳嗽变异性哮喘.中华中医药学会,2020.

3. 中华中医药学会专家共识

GS/CACM 143—2019 中医治未病　推拿干预小儿反复呼吸道感染专家共识.中华中医药学会,2019.

GS/CACM 144—2019 中医治未病　穴位敷贴干预小儿反复呼吸道感染专家共识.中华中医药学会,2019.

GS/CACM 140—2019 中医治未病　穴位敷贴干预哮病专家共识.中华中医药学会,2019.

GS/CACM 153—2019 中医治未病小儿中药香佩疗法专家共识.中华中医药学会,2019.

主要参考文献

［1］熊磊,肖臻.中医儿科学［M］.4版.北京:人民卫生出版社,2021.

［2］中华中医药学会.中医儿科常见病诊疗指南［M］.北京:中国中医药出版社,2012.

［3］张奇文,朱锦善.实用中医儿科学［M］.北京:中国中医药出版社,2016.

［4］严隽陶.推拿学［M］.北京:中国中医药出版社,2017.

［5］廖品东.小儿推拿学［M］.2版.北京:人民卫生出版社,2016.

［6］汪受传.中医儿科学［M］.2版.北京:人民卫生出版社,2011.

［7］侯江红,朱珊.小儿药浴疗法［M］.北京:中国中医药出版社,2011.